Zur

MEDICINAL-STATISTIK.

Die Geburts- und Sterblichkeitsverhältnisse

des

Kreises Oberbarnim

pro 1876

mit 29 Tabellen und 11 graphischen Tafeln

auf Grund amtlicher Quellen bearbeitet

von

Dr. **R. Nath,**

Königl. Sanitätsrath und Kreis-Physikus zu Freienwalde a. O.

Anhang:

Practische Anleitung

zur Gewinnung einer amtlich sicheren und leicht ausführbaren

Kreis-Sterblichkeits- resp. Erkrankungs-Statistik

nach der

im Kreise Oberbarnim bestehenden Organisation.

Berlin.

Verlag von G. Reimer.

1878.

Vorwort.

Die tiefgreifende Bewegung, welche sich augenblicklich im Deutschen Reiche zu Gunsten der öffentlichen Gesundheitspflege vollzieht, liegt vor Aller Augen, und das Interesse an derselben, das sich der verschiedenartigsten Kreise bemächtigt hat, ist im Wachsen.

Das Fundament aber aller öffentlichen Gesundheitspflege ist die Medicinal-Statistik.

Die „Denkschrift über die Aufgaben und Ziele, die das Kaiserlich Deutsche Gesundheitsamt sich gestellt hat etc.", welche jetzt ihrem Wortlaute nach vorliegt, bezeichnet die Medicinal-Statistik als einen integrirenden Theil der Gesundheitswissenschaft überhaupt, und es ist vorauszusehen, ja geradezu unvermeidlich, dass die Gesammtheit der Aerzte, wenigstens aber die Medicinalbeamten berufen sind, an diesem Fundament ihre Arbeiten zu beginnen.

Insonderheit werden zunächst die Kreis-Medicinalbeamten das statistische Material zum Aufbau einer Reichs- event. Staats-Medicinal-Statistik zu sammeln haben, und als einen eignen vorbereitenden Versuch gerade zu diesem Zwecke möchte ich die vorliegende Schrift betrachtet wissen, die zuvörderst zum ersten Male eine bis dahin noch nicht existirende detaillirte Geburts- und Sterblichkeits-Statistik des meiner Medicinal-Verwaltung unterstellten Oberbarnimschen Kreises pro 1876 bringt unter steter Rücksichtnahme auf das Vorjahr und unter Vergleichung mit den letzten 15 Jahren.

Wie sich aber dieses Ziel, zu welchem ich selbst auf verhältnissmässig mühevolle Weise gelangt bin, viel leichter und gleichwohl amtlich sicher, ausserdem aber noch combinirt mit einer Erkrankungsstatistik erreichen lässt, dies zu zeigen ist der Zweck des Anhanges, welchen ich der Arbeit hinzugefügt habe, und in dieser Beziehung wünschte ich wohl, der ganzen Schrift den Character einer Anleitung für Specialcollegen und Privatärzte zu ähnlichen Arbeiten vindicirt zu sehen.

Durch die eigenthümlichen Einrichtungen, wie sie unter Billigung meiner hohen vorgesetzten Behörde, der Königl. Regierung zu Potsdam im diesseitigen Kreise von mir in's Leben gerufen worden sind, und wie sie meines Wissens in dieser Art und Weise nur noch im Nachbarkreise Niederbarnim durch die Bestrebungen meines zu gleichen Zwecken mit mir verbundenen Freundes des Kgl. Kreis-Physicus Sanitätsrathes Dr. Böhr seit 1877 bestehen, **ist somit der Grund zu einer Medicinalstatistik des Kreises Oberbarnim gelegt.**

Wenn daher meine Schrift gewürdigt werden sollte, für Medicinal- und Communal-Verwaltungsbeamte anderer Kreise eine Anregung zu gleichen Zwecken und einen vielleicht nicht unwillkommenen Führer auf ähnlichen Wegen abzugeben, so würde für die endliche Organisation der öffentlichen Gesundheitspflege immer mehr und mehr ein bereiter Boden geschaffen, mir selbst aber die innerste Genugthuung gewährt werden.

Freienwalde a/o., im März 1878.

Dr. **Nath.**

Inhalts-Verzeichniss.

Druckfehler-Berichtigung.

Seite 22: statt Oacrbarnim lies Oberbarnim.
„ 25: „ 27,19 pCt. lies 27,19 pro Mille.
„ „ „ 33,93 pCt. lies 33,93 pro Mille.
„ „ „ 6,74 pCt. lies 6,74 pro Mille.
„ 39: „ sie lies sich.
Tafel F, „ G: „ Gesammt-Sterblichkeit lies Sterblichkeit.

Einleitung.

Es bedarf in unseren Tagen kaum eines Wortes mehr zur Rechtfertigung statistischer Arbeiten überhaupt. Die Statistik ist, so exact wie sie heut betrieben wird, eben ein Kind ihrer Zeit und indem sie mit nüchternem Rationalismus die verschiedensten Vorgänge der Natur und des Menschenlebens der strengen Prüfung ihrer Zahlen unterwirft, will sie schwankende Hypothesen nach und nach beseitigen und bewiesene Wahrheit an deren Stelle setzen.

Wie dieses Ziel für unsern Staat durch die grossartigen Leistungen des Kgl. statistischen Bureaus angestrebt wird, ist bekannt. Allein da einer so umfassenden Arbeit durch das gewaltige Material, wie es der Staat bietet, der Natur der Sache nach gewisse Grenzen gesteckt sind, vor denen sie, wenn sie sich nicht in zu specielle Details verlieren will, zur Zeit noch Halt machen muss, so ergab sich bald die Nothwendigkeit, ähnliche Forschungen auf kleineren Gebieten, als der Staat ist, anzustellen, aber dafür um so detaillirter auszuführen.

So ist es gekommen, dass wir neben den Nachrichten des amtlichen Quellenwerkes der preussischen Statistik bereits Mittheilungen über die Verhältnisse einzelner Regierungsbezirke besitzen. Ich nenne die Werke von den Reg.- und Med.-Räthen DDr. Kanzow*), Wald**), Beyer***), Bockendahl†), Pistor††, R. Rath Böckh†††) etc. etc. Aber je grösser

*) Dr. C. Kanzow, Reg.- u. Med.-Rath, Bericht über den Stand und die Verwaltung des Sanitäts- und Veterinairwesens im Reg.-Bezirk Potsdam in den Jahren 1869—1874. Potsdam 1876.

**) Dr. H. Wald, Reg.- u. Med.-Rath, statistische Nachrichten über den Reg.-Bezirk Potsdam. Potsdam 1864.

***) Dr. E. Beyer, Reg.- u. Med.-Rath, die Fabrik-Industrie des Reg.-Bezirks Düsseldorf vom Standpunkt der Gesundheitspflege. Oberhausen a. d. R. 1876.

†) Dr. J. Bockendahl, Reg.- und Med.-Rath, Generalbericht über das öffentliche Gesundheitswesen der Provinz Schleswig-Holstein. Kiel 1867.

††) Dr. Pistor, Reg.- u. Med.-Rath, General-Bericht über das öffentliche Gesundheitswesen im Reg.-Bez. Oppeln für die Jahre 1871—1875. Mit 2 Taf. und 3 Tabellen. gr. 4. Oppeln. Clar. 1876.

†††) R. Böckh, Ortschaftsstatistik des Reg.-Bezirks Potsdam mit der Stadt Berlin. Berlin 1861 (jetzt Reg.-Rath und Direktor des statist. Bureaus der Stadt Berlin).

noch, so zu sagen, die Decentralisation auf diesem Gebiete wird, je mehr die statistische Forschung sich auf noch enger begrenzte Arbeitsfelder erstreckt, desto grösser, weil detaillirter, muss auch der statistische Gewinn mit der Zeit werden.

Es war daher der Versuch, den der Sanitätsrath Kreis-Physikus Dr. Böhr*) in Berlin machte, die Mortalitätsverhältnisse des Kreises Niederbarnim statistisch zu prüfen, mit grosser Freude zu begrüssen.

In ähnlicher Weise habe ich durch die in den nachfolgenden Blättern zum ersten Male im Detail ausgeführte Bearbeitung der Sterblichkeitsverhältnisse des Kreises Oberbarnim zunächst pro 1876 versucht, einen bescheidenen Beitrag zur Statistik zu liefern und einen, wenn auch nur geringen Baustein beizutragen zu dem Gebäude, welches berufen ist, eine hoffentlich immer grössere Erndte statistischer Erkenntniss zu bergen.

Dabei bin ich mir der Bedenken wohl bewusst, die es haben würde, aus den Ergebnissen eines einzigen Jahres verwendbare Schlüsse ziehen zu wollen. Allein demgegenüber ist zu bemerken, dass der Kreis Oberbarnim mit circa 76,000 Ew. zu den grösseren Kreisen der Monarchie gehört und mindestens auf eine gleiche Berechtigung zu statistischen Veröffentlichungen wie die Städte mit ungefähr der gleich grossen Einwohnerzahl Anspruch machen darf.

Hierzu kommt, dass derselbe als ländlicher Kreis aus Landbevölkerung und aus Städten mit 5 bis über 10,000 Ew. zusammengesetzt ist, dass er ausserdem aus Höhenland und Bruchland besteht und eben durch diese Verhältnisse ein für statistische Zwecke immerhin interessantes Vergleichungsmaterial liefern dürfte.

Wenn aber auch nicht, so liegt in der regen Entwickelung, die der Kreis von Jahr zu Jahr nimmt, eine gewisse Gewähr fortdauernd raschen Wachsthums der Bevölkerung und wie er sich hierdurch stetig grössere Ansprüche auf statistische Beachtung sichert, so hoffe ich wenigstens die nachfolgenden Blätter als Grundlage betrachten zu dürfen für spätere statistische Fortsetzungen.

Was die Quellen betrifft, aus denen ich geschöpft habe, so musste ich, da das amtliche Quellenwerk für so specielle Angaben, als sie eine Kreisstatistik erfordert, genügendes Material nicht bieten konnte, auf eine Einrichtung zurückgreifen, die auch für die kleinsten Einzelheiten Licht zu geben versprach, nämlich auf die Zählkarten, welche die seit dem 1. Oct. 1874 bestehenden Standesämter dem Kgl. statistischen Bureau amtlich periodisch einzureichen haben. Auf diesen beiläufig 2234 Zählkarten, welche also für den Kreis Oberbarnim das gesammte Urmaterial darstellen, und die ich für meinen Zweck einer genauen und mehrfachen Durchsicht unterworfen habe, beruhen sonach die meisten Angaben der folgenden

*) Dr. Max Böhr, Die Sterblichkeitsverhältnisse des Kreises Nieder-Barnim etc. Berlin und Bernau 1877.

Arbeit. Viele andere entstammen directen Mittheilungen, die das Kgl. statistische Bureau mit dankenswerther Bereitwilligkeit mir auf mein Ansuchen hat zugehen lassen.

Es ist für den Kreis-Medicinalbeamten, wenn anders er einen praktischen Einfluss auf die Gestaltung der allgemeinen Gesundheitsverhältnisse seines Kreises üben will, nach den Anforderungen der Neuzeit aus naheliegenden Gründen in der That ein unabweisbares, fundamentales Bedürfniss, vor allen Dingen mit den Verhältnissen der Volksbewegung seines Kreises auf das Innigste vertraut zu sein.

Diesem Bedürfnisse zu genügen, war meine Absicht, als ich es versuchte, eine bis dahin noch nicht existirende Kreisstatistik zum ersten Male zusammenzustellen, die ich hiermit einer nachsichtsvollen öffentlichen Beurtheilung übergebe.

I.

Rückblick auf die Bevölkerungs-Entwickelung des Kreises Oberbarnim.

Der Kreis Oberbarnim bildet die östliche Hälfte des ehemaligen, zwischen Oder, Havel und Spree gelegenen alten Landes Barnim, und ist einer der Grenzkreise, mit welchen jetzt der Reg.-Bezirk Potsdam an den Reg.-Bezirk Frankfurt stösst. Er gehört somit zu der grossen norddeutschen Tiefebene und bildet ein bergiges Hügelland, das mit dem weitaus grössten Theil seines Flächeninhaltes Antheil nimmt an dem das östliche Niederdeutschland durchziehenden uralisch-baltischen Landrücken.

Indem der letztere gegen die nordöstliche Kreisgrenze steil abfällt, geht das Terrain hier in eine Tiefebene über, die von der Oder und ihren Adnexen durchströmt wird, zum sogenannten Oderbruch gehört, und etwa den fünften bis sechsten und zwar dichtest bevölkerten Theil des Kreises ausmacht. Diese Terrainverhältnisse bedingen die Eigenthümlichkeit unseres Kreises, nämlich seine Zusammensetzung aus Höhenland und Bruchland.

Mit einem Flächeninhalte von 21,61 Reichs-Qu.-Meilen*) hat derselbe eine in der Richtung von NW. nach SO. langgestreckte, trapezoide Gestalt und wird im SO. und in einem Theil seiner nordöstlichen Grenze von den beiden Kreisen des Reg.-Bezirks Frankfurt: Lebus und Königsberg, umschlossen. Im SW. und W. grenzt er an den Kreis Niederbarnim (Reg.-Bezirk Potsdam), im übrigbleibenden Theil seiner nordöstlichen Grenze an den Kreis Angermünde (Reg.-Bezirk Potsdam).

Nach Bratring**) hatte der Kreis an Einwohnern

	im Jahre: 1750	im Jahre: 1801
auf dem Lande	12540	24444
		2127 } Militair.
in den Städten	9652	14475 }
Summa . .	22192	41046

*) Kanzow l. c. pag. 1.

**) Bratring, F. W. A., Statistisch-topographische Beschreibung der gesammten Mark Brandenburg, 3 Bände. Berlin 1804—1809. 4°.

Er hatte sich also in 50 Jahren um 18854 Einwohner vermehrt, d. h. fast verdoppelt.

Auf der Qu.-Meile wohnten damals 1520 Menschen, wobei zu erwägen ist, dass Oderberg und Klein-Buckow noch mit zum Kreise gehörten. Wie aber haben sich in ferneren 70 Jahren die Verhältnisse geändert!

Am 1. December 1871 wurden an Einwohnern gezählt 71514, was eine fernere Vermehrung um 30468 und eine Vertheilung von 3309 Menschen auf die Qu.-Meile bedeutet.

Mit dem Ergebniss der Zählung um 1. December 1875, die 75931*) Einwohner nachwies, hat der Kreis in 4 Jahren wieder um 4417 Seelen oder um 204 Einwohner auf die Qu.-Meile zugenommen, so dass zu dieser Zeit 3513 Menschen auf jeder Qu.-Meile wohnten, wodurch denn der Kreis Oberbarnim zu den am dichtestbevölkerten des ganzen Reg.-Bezirks gehört, und nur von Niederbarnim und Teltow übertroffen wird: zwei Kreise, welche ihrer Nachbarlage unmittelbar an der Landeshauptstadt, von deren rapidem Anwachsen sie ganz natürlich mitbeeinflusst werden, die rasche Zunahme ihrer Bevölkerung verdanken.

Aber werfen wir zunächst noch einen genaueren Rückblick auf die letzten 15 Jahre, um das allmälige Anwachsen der Bevölkerung unseres Kreises zu verfolgen.

Gewiss kennen wir den Stand derselben nur für die Jahre der allgemeinen Volkszählung, also 1861, 1864, 1867, 1871 und 1875. Die Einwohnerzahl der dazwischen liegenden Jahre muss sich durch Berechnung als muthmasslich feststellen lassen, wenn man die Differenz zweier Zähljahre durch die Anzahl der Zwischenjahre dividirt, wodurch eine durchschnittliche Zahl gewonnen wird, die durch wiederholte Addition die fortlaufende muthmassliche Volksvermehrung ergiebt, resp. durch Subtraction die Volksverminderung, wie es in dem Zwischenraum von 1867 zu 1871 der Fall gewesen ist. So erhalten wir also umstehende tabellarische Uebersicht (Tabelle I.).

Wir ersehen aus derselben, wie die Kreisbevölkerung nach den beiden ersten dreijährigen Intervallen je einen bedeutenden Zuwachs, nach dem letzten vierjährigen Intervall aber die erheblichste Vermehrung erfahren hat, wogegen es im höchsten Grade auffällt, von 1867 bis 1871 eine Volksverminderung wahrzunehmen. Indessen führt eine aufmerksame Vergleichung bald zu der Ueberzeugung, dass von dieser frappirenden Thatsache nicht der Kreis Oberbarnim allein betroffen wird. Sämmtliche Kreise unseres Bezirks nämlich, mit Ausnahme von Niederbarnim, Teltow, Jüterbock-Luckenwalde, Zauche-Belzig, Ost- und Westhavelland und der Stadt Potsdam weisen 1871 eine Verminderung ihrer Einwohner nach gegen 1876. Und dabei ist selbst die Volksvermehrung dieses Zeitraums

*) Amtliche Mittheilung des Königl. statistischen Büreau's an das hiesige Königl. Landrathsamt vom 24. April 1876.

Tabelle I.

Volksbewegnng im Kreise Oberbarnim nach den Originalquellen des Königl. statistischen Büreaus.

1. Jahr.	2. Einwohner-Zahl nach Volkszählung.	3. Berechneter Durchschnitts-Zuwachs resp. Abwachs.	4. Jahr.	5. Berechnete muthmassliche Einwohnerzahl.	6. Thatsächlich gestorben incl. todtgeboren.	7. pro Mille der Einwohner gestorben.
1861.	66681	pro Jahr $809^1/_3$				
		pro 3 Jahre 2428	1862.	67490	1547	22,92
		Zuwachs.	1863.	68299	1573	23,03
1864.	69109	pro Jahr $1080^1/_3$	—	—	1711	24,76
		pro 3 Jahre 3242	1865.	69783	2042	29,26
		Zuwachs.	1866.	70457	2136	30,31
					davon 311 an Cholera.	(ohne Cholera 25,90.)
1867.	72351	pro Jahr $209^1/_4$	—	—	1817	25,11
		pro 4 Jahre 837	1868.	72142	2041	28,29
		Abwachs.	1869.	71933	1908	26,52
			1870.	71724	1866	26,01
1871.	71514	pro Jahr $1104^1/_4$	—	—	1927	26,94
		pro 4 Jahre 4417	1872.	72618	2215	30,50
		Zuwachs.	1873.	73722	2258	30,63
			1874.	74826	2073	27,70
1875.	75931	—	—	—	2577	33,93
			1876.	76575	2235	29,18

in den genannten Kreisen eine verhältnissmässig so geringe, wie z. B. in Jüterbock-Luckenwalde um 804, in Zauche-Belzig gar nur um 497, dass sie die Auffälligkeit der Verminderung der übrigen Kreise nicht compensiren kann.

Auch auf eine grosse Zahl von Kreisen des benachbarten Reg.-Bezirks Frankfurt hat sich in jenem Zeitraum dieselbe Erscheinung erstreckt, so auf die Kreise Königsberg, Arnswalde, Friedeberg, Landsberg, Lebus, Oststernberg und Lübben*) so dass das Vorhandensein einer gemeinsamen Ursache unabweisbar erscheint. Die Erklärung dieser Paradoxie aber glaube ich in dem zwischen den beiden gedachten Zähljahren liegenden deutsch-französischen Kriege und seinen unmittelbaren Folgen suchen zu müssen, indem selbst nach dem Friedensschluss im Mai 1871 ein grosser Theil der waffenfähigen Mannschaft, und zwar gerade darunter die brandenburgischen Regimenter als Besatzungstruppen in Feindesland vom heimathlichen Boden fernblieb und so die Einwohnerzahl so auffällig verminderte.

*) Die Gemeinden- und Gutsbezirke des preuss. Staates und ihre Bevölkerung nach den Urmaterialien der allg. Volkszählung vom 1. December 1871, bearb. u. zusammengestellt vom Königl. statist. Bureau. II. Provinz Brandenburg. Berlin 1873. p. 242.

Nachstehende kurze Uebersicht verdeutlicht übrigens für den Kreis Oberbarnim die Differenz zwischen 1867 und 1871 nach Stadt und Land gesondert.*)

	Einwohner 1867	Einwohner 1871
Städte	30090	30090
Land	42261	41424
Summa	72351	71514

Das Herausziehen der waffenfähigen Mannschaft, so darf man schliessen, hat also hauptsächlich die Landbevölkerung betroffen, und sie um 837 vermindert, während die Städte in der (übrigens zufällig auch bis auf die letzte Ziffer genau übereinstimmenden) Einwohnerzahl nur sich gleich geblieben sind, ohne jede Verminderung. Der Zeitraum von 1871—1875 zeigt aber dafür auch wieder eine um so bedeutendere Zunahme der Bevölkerung, nämlich um die Summe von 4417 Einwohnern.

Es interessirt ferner bei der ganzen Frage der Volksvermehrung des Kreises, zu ermitteln, ob einzelne Theile desselben und welche etwa zu seiner Vermehrung wesentlich beigetragen haben.

Folgende Tabelle giebt hierüber Aufschluss.

Tabelle II.

Einwohner des Kreises Oberbarnim nach Stadt und Land.

	1750.	1801.	1861.	1864.	1867.	1871.	1875.	Zuwachs in 14 Jahren.	
Wriezen	—	4169	7376	7877	7933	7947	8073	697	
Eberswalde	—	3623	6650	7126	8044	8420	10494	3844	
Straussberg	9652	3555	5085	5218	5524	4855	5504	419	= 6659
Freienwalde	—	2315	4551	4600	5119	5489	6067	1516	
Biesenthal	—	1069**	1987	1999	1997	1930	2170	183	
Werneuchen . . .	—	—	—	—	1473	1449	1426	. .	2591
Plattes Land . . .	12540	24444	41032	42289	42261	41424	42197		
Summa	22192	39175	66681	69109	72351	71514	75931		9250

Die Resultate dieser Tabelle sind folgende:

Der ganze Kreis hat in 14 Jahren um 9250 Einwohner zugenommen. Da nun das platte Land, incl. Werneuchen (cfr. letzte Colonne) seine Bevölkerung nur um 2591 Seelen vermehrt hat, so tragen die fünf Städte allein mit einer Vermehrung um 6659 das Hauptverdienst der Bevölkerungsdichtigkeit davon.

Allein nicht alle Städte sind an diesem Verdienst gleichmässig be-

*) Die Gemeinden- und Gutsbezirke des preussischen Staates etc. etc. II. Brandenburg p. 240.

**) Die Summe der Einwohner giebt nach dieser Zusammenstellung nur 39175 und nicht wie oben p. 4 angegeben 41046, was seinen Grund darin hat, dass Oderberg und Klein-Buckow, als nicht mehr zum Kreise wie damals gehörig, jetzt in Wegfall kommen.

theiligt und, wie man sieht, haben sich die interessantesten Wandlungen an denselben in 14 Jahren vollzogen.

Ein Blick auf die 3 ersten Colonnen zeigt, wie Wriezen seit 1801 den Reigen der Städte, was die Einwohnerzahl betrifft, anführt. Es hat zu jener Zeit 546 Einwohner mehr als Eberswalde, 1861: 726 und 1864 sogar noch 751 mehr; aber mit einem Male ist 1867 das Verhältniss umgekehrt. Eberswalde hat schon 111 mehr, zählt von da an unter den Städten absolut die meisten Einwohner, uud hat 1875 Wriezen um 2421 überflügelt.

Ferner: Straussberg nimmt die dritte Stelle unter den Städten ein und überbietet Freienwalde noch 1867 um 405 Einwohner. Allein 1871 gestaltet sich schon das Verhältniss anders und 1875 ist Freienwalde gegen Straussberg um 563 Seelen gewachsen.

Werneuchen, welches bis 1867 zum platten Lande gehörte, rangirt von da an zu den Städten. Allein es hat trotzdem so wenig vermocht, sich zum Wohlstand zu erheben, dass seine Bevölkerung von Jahr zu Jahr stetig zurückgegangen ist: unstreitig eine Folge der abgesonderten von regen öffentlichen Verkehrswegen, namentlich der Eisenbahn, abgelegenen Oertlichkeit der Stadt und dem Mangel industrieller Thätigkeit.

Das Facit obiger Tabelle ist also, dass in erster Reihe Eberswalde und in zweiter Freienwalde und zwar diese beiden Städte fast allein den Aufschwung des ganzen Kreises durch eine sehr wirkungsvolle Vermehrung ihrer Bevölkerung erzeugt haben. Sie beide sind die Träger der progressiven Volksbewegung. Nächst ihnen hat auch Biesenthal sich in geringem Grade betheiligt, während Straussberg im Jahre 1875 den Stand von 1867 noch nicht einmal wieder erreicht hat, also factisch zurückgegangen ist und die geringe Vermehrung in Wriezen von 126 Einwohnern seit 1871 theils kaum ins Gewicht fällt, theils wohl nur der Wiederbelegung mit Militair seit dem letzten Kriege zuzuschreiben ist. Auch Wriezen ist also in seiner eigentlichen Civilbevölkerung stehen geblieben, wenn nicht zurückgegangen.

Die Erklärung aber für die Volkszunahme in den drei genannten Städten scheint in folgender Betrachtung zu liegen. In dem Maasse, als die Bevölkerung der Hauptstadt des Landes wächst, werden auch mehr oder weniger alle ihr nächstgelegenen Ortschaften von dem Ueberschuss, den sie in ihren Mauern nicht zu bergen vermag, profitiren, und zwar je näher an ihr, desto unbedingter, in weiterer Entfernung bedingt von der directeren Verbindung mit ihr. Ein schlagendes Beispiel bildet die enorm rasche Zunahme der beiden unmittelbar an Berlin grenzenden Kreise Teltow und Niederbarnim, die z. Z. den ersten Rang im Reg.-Bezirk Potsdam einnehmen.

Uebrigens liefert die Entwickelung unserer Städte ein getreues Spiegelbild unserer Zeit, die mit dem abnehmenden Sinne für das abstract Ideale sich stetig mehr dem concret Realen zuwendet. Deshalb findet auch die Industrie in Eberswalde, welches an der die Hauptstadt mit dem wichtigen

Handelsplatz Stettin verbindenden Eisenbahn und zugleich an dem die Oder mit der Havel verbindenden Finowkanal, zum schnellen und leichten Absatz seiner Erzeugnisse höchst glücklich gelegen ist, den günstigsten Boden zu ihrer Entwickelung und lockt immer mehr Industrielle mit sammt dem grossen Anhange ihrer Arbeiter und deren Familien in die Mauern der Stadt.

Dieselben Motive, nur wegen der weniger günstigen Verkehrsbedingungen nicht in gleich grossem Maasse, beginnen auch für Freienwalde, und zwar besonders in der allerneuesten Zeit auf seine Bevölkerung steigernd einzuwirken, wofür als redendster Beweis eine Baulust anzusehen ist, wie wir sie, ausser in Eberswalde, in den übrigen Städten des Kreises vergebens suchen.

Man kann kein deutlicheres Bild von der Vergrösserung unserer Städte erlangen, als durch eine graphische Darstellung, die ich hier in Tafel A. anfüge. Wir sehen auf dem Liniendiagramm die Rangordnung der Städte im Jahre 1861 noch in derselben Weise wie 1801. Wriezen hat unbestritten die Hegemonie. Aber nur bis 1864. Von da an nähert sich die Linie Eberswalde der von Wriezen in bedenklich steilem Ansteigen. Schon vor 1867 kreutzt jene die letztere, und um den Vorrang Wriezen's ist's fortan geschehen.

Ein gleicher Vorgang findet zwischen Straussberg und Freienwalde statt. Schon nach 1864 beginnt die Distanz beider Linien sich zu verringern, und kaum ist das Jahr 1867 vorüber, so führen beide eine Kreuzung aus. Die von Straussberg senkt sich, die von Freienwalde steigt und überflügelt dauernd jene. Es ist der gerade in diesem Jahre von Eberswalde nach Freienwalde gelegte Schienenweg, mit dem zugleich der sichtliche Aufschwung dieser Stadt bezeichnet ist.

Indem ich hiermit das Bild abschliesse, welches ich von der allmäligen Entwickelung des Kreises zu geben versucht habe, gehe ich zur Betrachtung der Kehrseite, nämlich der Mortalität in derselben Zeit über, wie sie Colonne 6 und 7 der Tabelle I. in der stufenweisen Darstellung der thatsächlich Gestorbenen darthun.

Man sieht, dass im Allgemeinen mit der steigenden Bevölkerung auch eine steigende Sterbeziffer gleichen Schritt hält. Sie, die 1861 noch 22,92 pro Mille der Einwohner betrug, ist in 14 Jahren zu der Höhe von 33,93 gewachsen, nicht jedoch ohne einzelne höchst bemerkenswerthe Unterbrechungen zu zeigen, welche in ihrer brusquen Bewegung fast unerklärlich bleiben würden, ohne die auch hier wieder mit Zahlen belegte Bestätigung der Erfahrung, wie erhebliche Wunden die Kriege und Epidemieen dem Volkswohlstande zu schlagen vermögen. Die Sterblichkeit steigt zuerst allmälig und langsam an bis 1864; plötzlich macht sie mit 1865 einen Sprung um mehr als 5 pro Mille, und bekundet damit den nachwirkenden

Einfluss des dänischen Krieges. Das Jahr 1866, obwohl selbst ein Kriegsjahr, konnte zwar aus diesem Grunde die wiederum gegen das Vorjahr um mehr als 1 pro Mille vermehrte Sterblichkeit noch nicht bewirkt haben. Hier aber war es die Cholera, welche mit 311 Todesfällen an der Kreis-Sterblichkeit Antheil nimmt und die Todtenziffer, die ohne diese Seuche um circa 5 pro Mille niedriger gewesen wäre, so ansehnlich erhöht. Das Jahr 1867 bringt endlich einen Nachlass. Aber schon im folgenden Jahre schrauben die Nachwehen des österreichischen Krieges die Sterbeziffer um mehr als 3 pro Mille empor.

Wieder eine Pause des Friedens.

Die hochgehenden Wogen der Sterblichkeit beruhigen sich 1869 und auch die Kriegsjahre 1870 und 1871 können vorläufig einen neuen Sturm noch nicht erzeugen. Daher 3 hinter einander folgende Jahre mit niedriger Ziffer.

Allein der Sturm ist unvermeidlich. Das Jahr 1872 beweist, wie schwer und langdauernd der Nationalwohlstand durch den mörderischen französischen Krieg und durch eine Pocken-Epidemie, welche allein im Kreise Oberbarnim 211 Menschenleben raubte,*) gelitten hat; ein Wehruf, der auch noch durch 1873 nachhallt und in der ungemein hohen Sterblichkeit von über 30 pro Mille seinen statistischen Ausdruck findet. Hier ist es ausserdem die Cholera, die dem Kreise schwere Wunden geschlagen hat und ihm 173 Opfer kostete.**)

Kaum aber hat die Bevölkerung im Jahre 1874 (Mortalität nur 27,70 pro Mille) sich des ersehnten Nachlasses erfreuen können, als sich schon wieder 1875 die Sterbeziffer auf das bis dahin unerhörte Maass von 33,93 erhebt. Dass hieran aber bedeutende Epidemieen von Scharlach und Diphtherie die Schuld tragen, welche in einzelnen Ortschaften unseres Kreises die Reihen der Kinderwelt gelichtet haben, ist statistisch nachweisbar. Ich verweise nur auf die Tabelle XVII. (Vergleichung der Kreis-Sterblichkeit zwischen 1875 und 1876), wonach z. B. die Standesamtsbezirke Freienwalde mit 32,14 pro Mille, Prötzel mit 33,92 pro Mille, Grünthal mit 34,84 pro Mille, Wriezen mit 37,78 pro Mille, Eberswalde mit 41,64 pro Mille und Werneuchen sogar mit der aus einer mörderischen Scharlachepidemie hervorgegangenen Ziffer von 58,20 pro Mille der Bevölkerung in erschreckender Deutlichkeit uns entgegentreten.

Ich glaube um so weniger mich in vorstehender Deutung der Mortalitätsschwankungen geirrt zu haben, als sie auch mit denen des Kreises Niederbarnim (auf dessen, als eines Nachbarkreises, Sterblichkeitsverhältnisse ich in dem Nachfolgenden noch öfters zurückkommen werde) fast genau übereinstimmen.

Zum Beweise dessen lasse ich eine tabellarische Uebersicht der Sterb-

*) Kanzow, Bericht über den Stand und die Verwaltung etc. l. c. p. 22.

**) Ibid. p. 48.

lichkeit beider Kreise für die letzten 14 Jahre folgen. Allein, da beide im Osten an den Reg.-Bezirk Frankfurt grenzen und hierdurch gewissermassen (Oberbarnim mehr als Niederbarnim) Bindeglieder zwischen beiden Bezirken darstellen und wohl manche Eigenthümlichkeiten der Zustände beider Bezirke in sich wiedergeben, so habe ich es für interessant genug gehalten, auch die Sterblichkeit der Reg.-Bezirke mit in den Vergleich zu ziehen. Ich gebe daher in Folgenden

1. eine combinirte Tabelle (III.) des Zu- und Abganges der Bevölkekerung in beiden Kreisen und Reg.-Bezirken und
2. eine gleiche Tabelle (IV.) der Promilleziffern, welche ich aus den absolut bekannten Todtenzahlen im Vergleich zu den theils ebenfalls und zwar durch die Volkszählung bekannten, theils als muthmasslich von mir berechneten Einwohnerzahlen jedes einzelnen Jahres ermittelt habe.

   Auch die entsprechenden Zahlen für Berlin sind der Vergleichung halber jeder der beiden Tabellen hinzugefügt.

(Vergl. Tabelle III. und IV.)

Man bemerkt in beiden Kreisen ein Anwachsen der Sterbeziffer bis zum Jahre 1866, in beiden einen Abfall zu 1867, in beiden wiederum eine Zunahme zu 1858, in beiden auch eine nochmalige Abnahme zu 1869, beiderseits eine erneute Zunahme zu 1872 und 1873, ein Sinken zu 1874 und dann die gleichmässige Steigung zu 1875.

Höchst interessant ist nun zu beobachten, wie auch beide Reg.-Bezirke mit der Zu- und Abnahme der Ziffern beider Kreise unverkennbar gleichen Schritt halten, aber mit dem wesentlichen Unterschied, dass die Sterblichkeit im Allgemeinen hier erheblich geringer ist, als in den Kreisen.

Um diese Verhältnisse ganz anschaulich und in die Augen fallend zu machen, habe ich zwei gemeinschaftliche Kurven entworfen, deren eine die Bewegung im Kreise Oberbarnim, Niederbarnim und Berlin, die andere diejenige in Oberbarnim und den beiden Reg.-Bezirken Potsdam und Frankfurt zeigt und bemerke zur Erläuterung Folgendes:

(Vergl. Tafel B. und Tafel C.)

Der Kopf jedes Kurvenblattes trägt die Jahreszahlen, die linke Seite die Promilleziffern der berechneten Mortalität in aufsteigender Linie und zwar so, dass das Intervall zwischen zwei Ziffern stets in Abtheilungen von 20 Hunderttheilen ($=\frac{1}{5}$) getheilt ist. Hierdurch ist einerseits die Uebersicht nicht zu detaillirt geworden, andererseits aber genau genug, um die Differenzen der einzelnen Kurven von einander deutlich unterscheiden zu können.

Diese Kurven nun liefern die überraschendsten und instructivsten Resultate und illustriren meine obigen Deutungen der schwankenden Mortalität auf das Unzweideutigste, indem nicht allein der Kreis Niederbarnim, sondern auch die Reg.-Bezirke Potsdam und Frankfurt und somit die Provinz Brandenburg die Bewegungen unseres Kreises Oberbarnim, wie ich sie oben

Tabelle

Vergleichende Uebersicht des Zu- und Abganges der Bevölkerung dam und Frankfurt, sowie der Stadt

Absolute					
	Bewohner.				
1.	2.	3.	4.	5.	6.
Jahre.	Kreis Oberbarnim.	Kreis Niederbarnim.	Reg.-Bezirk Potsdam.	Reg.-Bezirk Frankfurt.	Stadt Berlin.
1861.	66681	?	947034	973154	547571
„ 62.	67490	?	957948	983292	575964
„ 63.	68299	?	968862	993430	604357
1864.	69109	80613	979777	1003567	632749
„ 65.	69783	81608	984327	1009097	655978
„ 66.	70457	82603	988877	1014627	679207
1867.	72351	83597	993428	1020157	702437
„ 68.	72142	84861	995652	1023748	733413
„ 69.	71933	86125	997876	1027339	764389
„ 70.	71724	87389	1000100	1030930	795365
1871.	71514	88654	1002324	1034520	826341
„ 72.	72618	96161	1026783	1040738	861471
„ 73.	73722	103668	1051242	1046956	896600
„ 74.	74826	111175	1075701	1053174	931729
1875.	75931	118683	1100161	1059392	966858

Anmerkung: Die nicht voll ausgedruckten Jahreszahlen in Colonne 1 und 7 bezeich- entsprechen die ein- und ausgerückten Zahlen der Colonnen 2, 3, 4, 5

Tabelle IV.

Vergleichende Uebersicht der relativen Todtenzahlen für den Kreis Ober- und Niederbarnim, sowie für die Reg.-Bezirke Potsdam und Frankfurt und die Stadt Berlin während der letzten 14 Jahre.

	Kreis Ober- Barnim.	Kreis Nieder- Barnim.	Reg.-Bezirk Potsdam.	Reg.-Bezirk Frankfurt.	Stadt Berlin.
1862.	22,92	23,47	21,98	20,81	24,38
1863.	23,03	24,60	22,74	21,72	27,25
1864.	24,76	25,65	21,58	21,89	26,32
1865.	29,26	27,84	27,17	23,50	31,41
1866.	30,31	30,36	31,36	31,42	38,72
1867.	25,11	24,45	22,50	22,27	26,57
1868.	28,29	29,61	25,40	24,95	32,08
1869.	26,52	25,39	22,71	24,20	27,83
1870.	26,01	27,28	25,43	22,91	29,58
1871.	26,94	29,88	26,86	25,18	36,98
1872.	30,50	31,28	28,31	30,61	30,86
1873.	30,63	30,79	26,10	24,51	29,52
1874.	27,70	30,29	25,72	24,37	29,70
1875.	33,93	34,18	28,61	26,02	32,25
1876.	27,19	29,76			

III.

der Kreise Ober- und Niederbarnim mit den Reg.-Bezirken Pots-
Berlin während der letzten 14 Jahre.

Z a h l e n.

7.	8.	9.	10.	11.	12.
			Gestorben.		
Jahre.	Kreis Oberbarnim.	Kreis Niederbarnim.	Reg.-Bezirk Potsdam.	Reg.-Bezirk Frankfurt.	Stadt Berlin.
1861.	?	?	22170	20631	14201
„ 62.	1547	1821	21064	20471	14044
„ 63.	1573	1946	22039	21585	16473
1864.	1711	2068	21149	22068	16658
„ 65.	2042	2272	26753	23714	20609
„ 66.	2136	2508	31015	31885	26305
1867.	1817	2044	22356	22726	18668
„ 68.	2041	2513	25294	25547	23531
„ 69.	1908	2187	23665	24862	21279
„ 70.	1866	2384	25433	23625	23531
1871.	1927	2649	26923	26058	30565
„ 72.	2215	3008	29072	31859	26587
„ 73.	2258	3193	27442	25662	26470
„ 74.	2073	3368	27676	25669	27681
1875.	2577	4057	31478	27572	31189

nen die zwischen den vollausgedruckten Volkszähljahren liegenden Zwischenjahre; dem und 6.

schilderte, fast genau mitmachen. Auch Berlin, wiewohl unter wesentlich anderen Einflüssen stehend, bildet in dem Fallen und Steigen seiner Mortalität im Ganzen die nämliche characteristische Figur.

Ueberall erheben sich die Spitzen in den Jahren 1866, 1868, 1871 — 1872 und 1875. Ueberall dominirt Berlin und nur seit 1872 haben sich die Nachbarkreise Ober- und Niederbarnim in einen sehr fragwürdigen Wettstreit mit der Hauptstadt eingelassen, aus welchem sie 1875 leider als Sieger hervorgehen, Niederbarnim an der Spitze. Glücklicherweise bringt das Jahr 1876 beiden Kreisen die erwünschte Ruhe, und — wieder merkwürdig übereinstimmend — haben beide in diesem Jahre ihren Sterblichkeitsstandpunkt von 1871 wieder erreicht.

Der Reg.-Bezirk Potsdam im Ganzen hat dagegen, ausgenommen das Jahr 1866, die Sterblichkeit seiner beiden Kreise in dem ganzen Zeitraum der 14 Jahre niemals erlangt. Immer bewegen sich die Kurven der Kreise erheblich über der seinigen: ein Verhältniss, welches fast ganz genau auch für den Reg.-Bezirk Frankfurt gilt.

Begründete nun einerseits die hohe Sterblichkeit eines einzelnen Kreises, wie der Oberbarnimer ist, die Nothwendigkeit statistischer Erhebungen, wie ich sie in diesen Blättern zu bieten gedenke, so enthalten anderseits schon die wenigen vorstehenden Mittheilungen die Mahnung, dass, wo die allgemeinen Gesetze der Volksbewegung sich in kleinen Kreisen so übereinstimmend parallel mit erheblich grösseren Volksmassen wiederspiegeln, die Verhältnisse der kleineren doch eben bedeutend genug sein dürften, um aus ihnen allmälig, wenn die Zukunft fortlaufend Bestätigung bringt, allgemeine Schlüsse ziehen zu können.

II.

Statistische Ergebnisse des Kreises Oberbarnim pro 1876 mit vergleichendem Rückblick auf das Jahr 1875.

A. Allgemeiner Theil.

1. Zugang durch Geburt.

An die Spitze dieses Abschnittes stelle ich die Jahrestabelle, welche nach dem durch das Kaiserl. deutsche Gesundheitsamt angenommenen Muster geordnet ist und einen General-Ueberblick über die gesammte Volksbewegung des Kreises gewährt.

Ich analysire dieselbe in den folgenden Blättern nach den colonnenweise gegebenen Gesichtspunkten.

(Vergl. Tabelle VI.)

Der Kreis beschritt das Jahr 1876 mit einer Einwohnerzahl von 75,931. Es kam nun darauf zunächst an, die durchschnittliche Einwohnerzahl pro 1876 zu ermitteln, die den mehrfachen Verhältnissberechnungen der nachfolgenden Zeilen zu Grunde gelegt werden konnte.

Aus der vierjährigen Differenz der letzten beiden Zähljahre resultirt ein bisheriger monatlicher Durchschnitts-Zuwachs der gesammten Kreisbevölkerung von 92, welche Summe mit der Zahl der Monate vom 1. December 1875 bis zum 1. Juli 1876 multiplicirt die Durchschnittsziffer von 644 ergiebt, wodurch die Einwohnerzahl pro 1876 auf die muthmassliche Höhe von 76575 gebracht wird.

Der Zugang durch Geburt beträgt (incl. 153 Todtgeburten) 3142; die Vermehrung durch Lebendgeborene allein 2989.

Anlangend das Geschlecht, so wiederholt sich, wie für 1875 so auch für 1876 die alte Erfahrung, dass überhaupt mehr Knaben geboren wurden, als Mädchen, nämlich (incl. Todtgeburten)

Tabelle V.

	1875		1876	
Knaben	1561	= 3081	1640	= 3142
Mädchen. . . .	1520		1502	
Mehr Knaben .	41		138	

General-

Die Sterblichkeitsverhältnisse des Kreises

Einwohnerzahl nach der Volkszählung

Einwohnerzahl im Durchschnitt des Jahres 1876:

1. Monate.	Zahl der Geburten. 2. lebendgeboren.	3. todtgeboren.	Todesfälle ohne Todtgeburten. 4. männlich.	5. weiblich.	6. Summa.	Alter der Gestorbenen nach Jahren. 0—1. 7. ehelich.	8. unehelich.	1—5. 9. ehelich.	10. unehelich.	11. 5—15.	12. 15—20.	13. 20—30.	14. 30—40.	15. 40—60.	16. 60—80.	17. über 80.	18. unbekanntes Alter.	davon gestorben in Krankenhäusern.	In 20. Pocken.	21. Masern und Rötheln.	22. Diphtherie u. Croup.	23. Ileotyph., gastr.Fieb. etc.
Januar		7	86	106	192	47	9	20	9	9	3	10	15	26	30	11	3	19	—	—	33	9
Februar	779	20	86	72	158	40	5	14	1	10	2	7	11	30	34	2	2	14	—	—	21	9
März		24	90	80	170	51	9	13	2	10	7	5	10	20	34	7	2	16	—	—	17	6
April		12	81	74	155	38	6	14	4	4	2	4	10	26	40	7	—	17	—	1	6	11
Mai	722	10	87	73	160	47	6	25	1	10	1	15	20	9	17	6	3	13	—	—	17	7
Juni		8	80	70	150	39	10	16	2	11	1	2	6	20	28	13	2	10	—	2	9	2
Juli		10	97	75	172	73	6	19	—	11	3	12	7	17	18	6	—	11	—	—	13	5
August	730	14	137	96	233	116	13	24	3	12	1	2	10	28	20	4	—	7	—	4	11	6
Septemb.		11	93	95	188	77	8	24	1	11	3	7	13	21	17	6	—	8	—	6	10	10
October		10	97	56	153	56	10	23	2	6	4	9	7	15	15	6	—	6	—	2	10	5
Novemb.	758	15	94	89	183	50	8	21	4	13	4	7	10	26	33	7	—	7	—	2	11	10
Decemb.		12	94	74	168	55	3	17	3	10	—	7	8	27	30	8	—	9	—	1	6	1
Summa	2989	153	1122	960	2082	689	93	230	32	117	31	87	127	265	316	83	12	137	—	18	164	81

2082 (4.+5.); 782 (7.+8.); 262 (9.+10.); 1161; 921; 2082

Procentsatz zur

Bevölkerung.	Geburten.	Bevölkerung.	Gestorbenen. 7.	8.	9.	10.	11.	12.	13.	14.	15.	16.	17.	18.	davon in Krankenhäusern	20.	21.	22.	23.
3,90	4,83	2,72	33,09	4,46	11,04	1,53	5,62	1,49	4,18	6,10	12,5	15,17	3,98	0,57	6,58	—	0,86	7,87	3,89

37,56; 12,58; 5,62; 44,24; 55,76

Tabelle VI.

Oberbarnim während des Jahres 1877.

vom 1. December 1875: 75931.

76575 (= 75931 + 644 Zuwachs = 76575).

Flecktyphus.	Cholera.	Ruhr.	Scharlach.	Keuchhusten.	Kindbettfieber.	Andere infect. Krankh.	Lungenschwindsucht.	acute Entzündung der Athmungsorgane.	Apoplexie.	acuter Gelenkrheumat.	Darmkatarrh.	Brechdurchfall.	Atrophie der Kinder.	Krämpfe der Kinder.	andere Krankheiten.	unbekannte Krankheit.	Altersschwäche.	Verunglückung.	Erhängen.	Erschiessen.	Ertränken.	unbekannte Selbstmordarten.	Mord und Todtschlag.	Todesfälle per Jahr auf 1000 Lebende.
Todes-Ursachen.																								
fections-Krankheiten.							Andere vorherrschende Krankheiten.											Gewaltsamer Tod.						
24.	25.	26.	27.	28.	29.	30.	31.	32.	33.	34.	35.	36.	37.	38.	39.	40.	41.	42.	Selbstmord. 43.	44.	45.	46.	47.	
—	—	—	1	1	1	—	16	17	18	—	—	—	15	28	25	4	21	2	1	—	—	—	—	30,0
—	—	—	—	3	4	--	19	12	12	—	--	1	16	20	18	7	15	1	—	—	—	—	—	24,8
—	—	—	—	1	—	—	15	18	12	—	1	1	12	35	21	5	18	3	4	—	—	1	—	26,8
—	—	—	—	—	1	1	18	12	13	—	—	3	2	30	25	6	22	1	—	1	—	1	1	24,3
—	—	1	1	2	3	1	21	12	14	—	2	—	14	23	15	12	13	—	1	1	—	—	—	25,1
—	—	—	2	—	—	1	19	10	13	—	—	4	15	31	15	5	16	1	3	—	—	1	1	23,5
—	—	—	4	1	1	1	21	4	16	—	—	13	15	42	15	4	13	1	1	1	1	—	—	26,9
—	—	2	3	2	—	—	22	7	16	1	7	32	28	48	24	7	10	2	—	—	1	—	—	36,5
—	—	2	6	3	2	—	13	9	19	—	3	16	17	32	19	4	14	—	3	—	—	—	—	29,5
—	—	—	7	1	2	—	9	6	18	1	1	3	16	33	19	3	10	4	2	—	1	—	—	23,9
—	—	1	7	1	2	—	24	10	16	—	—	2	11	36	16	5	21	3	4	—	—	1	—	28,7
—	--	—	6	2	—	—	16	13	15	1	—	—	16	28	28	5	21	6	3	—	—	—	—	26,3
—	--	6	37	17	16	4	213	130	182	3	14	75	177	386	240	67	194	24	22	3	3	4	2	27,19
																			32					
2082																								
Gesammtzahl der Gestorbenen.																								
—	—	0,28	1,29	0,81	0,76	0,19	10,23	6,24	8,74	0,14	0,67	3,60	8,50	18,54	11,52	3,21	9,31	1,15	1,53				0,09	

und wir erfahren hierdurch ausserdem, dass dieses Verhältniss sich 1876 zu Gunsten der geborenen Knaben um die Summe von 97 (138 — 41 = 97) gehoben hat.

Ueber das Verhältniss der Lebend- zu den Todtgeburten im Allgemeinen giebt folgende Tabelle Aufschluss.

Tabelle VII.

Geburten.	1875. pCt.	1876. pCt.
Lebend	2966 = 96,27	2989 = 95,14
Todt	115 = 3,73	153 = 4,86
Summa	3081	3142

Die Relativzahlen der Lebend- und Todtgeburten des Kreises Oberbarnim pro 1876 entsprechen somit ungefähr den Ergebnissen für den ganzen preussischen Staat pro 1876. Auf 1098593 Gesammtgeburten kommen hier nämlich 1053070 Lebendgeburten (= 95,85 pCt.) und 45523 Todtgeburten (= 4,15 pCt.)*) Nur ist dennoch der Kreis durch seine verhältnissmässig grössere Zahl an todtgeborenen Kindern ungünstiger daran als der Staat im Allgemeinen.

In dieser letzteren Beziehung bleibt der Kreis Oberbarnim pro 1876 auch gegen 1875 beträchtlich zurück.

Zwar sind 1876 überhaupt 61 Kinder mehr geboren worden als im Vorjahre, wovon auf Lebendgeburten 23, auf Todtgeburten 38 kommen. Relativ aber zur Gesammtzahl der Geborenen hat 1876 weniger Lebendgeburten und mehr Todtgeburten, und zwar beträgt die Differenz beider Jahre 1,13 pCt.

Nachstehende Uebersicht giebt über das Verhältniss Aufschluss in welchem ferner die Städte und das platte Land des Kreises in den Vergleichsjahren an den beiden Kategorieen von Geburten betheiligt sind.

(Vergleiche Tabelle VIII.)

Man erkennt leicht, dass an dem soeben erwiesenen Uebergewicht der Todtgeburten des Jahres 1876 wesentlich die Städte Schuld tragen, und zwar fällt denselben nach Abzug der 4 (77 — 73 = 4), die das platte Land gehabt hat, noch immer ein Plus von 34 (76 — 42 = 34) zur Last, um welches sie an Todtgeburten die des Vorjahrs übertreffen.

Oder procentisch ausgedrückt, stellen die Städte im Jahre 1876 bei 1410 Gesammtgeburten ein Contingent von 5,39 pCt. Todtgeburten, das platte Land bei 1732 Gesammtgeburten ein solches nur von 4,44 pCt. Todtgeburten.

---

*) Die Geburten, Eheschliessungen und Sterbefälle im preussischen Staate während des Jahres 1876. Directe amtliche Mittheilung des K. statist. Büreaus an das Kgl. Landrathsamt des Kreises Oberbarnim.

Tabelle VIII.

Geburten	1875				1876			
	Städte	pCt.	Land	pCt.	Städte	pCt.	Land	pCt.
Lebend	1281	96,83	1685	95,85	1334	94,61	1655	95,56
Todt	42	3,17	73	4,15	76	5,39	77	4,44
Summa	1323		1758		1410		1732	

Für das Jahr 1875 würde der procentische Ausdruck also lauten:

Die Städte lieferten bei

1323 Gesammtgeburten: 3,17 pCt. Todtgeburten.

Das platte Land bei

1758 Gesammtgeburten: 4,15 pCt. Todtgeburten.

Betrachtet man jedes Vergleichsjahr einzeln, so sind 1875 auf dem Lande mehr Todtgeburten vorgefallen, als in den Städten, und zwar um 0,98 pCt., während das Jahr 1876 das umgekehrte Verhältniss zeigt, und zwar mit 0,95 pCt. Uebergewicht der Städte an Todtgeburten über das Land.

Eine ähnliche Differenz findet zwischen den Jahren 1875 und 1876, nur umgekehrt, statt, bezüglich der Vertheilung der unehelichen und ehelichen Geburten auf Stadt und Land. Die betreffenden Verhältnisse finden in folgenden 2 Tabellen ihren Ausdruck.

Tabelle IX.

Geburten incl. Todtgeb.	1875	pCt.	1876	pCt.
ehelich	2784	90,36	2858	90,97
unehelich	297	9,64	284	9,03
Summa	3081		3142	

Tabelle X.

Geburten incl. Todtgeburten	1875				1876			
	Städte	pCt.	Land	pCt.	Städte	pCt.	Land	pCt.
ehelich	1194	90,25	1590	90,45	1293	91,70	1565	90,42
unehelich	129	9,75	168	9,55	117	8,30	167	9,58
Summa	1323		1758		1410		1732	

Im Allgemeinen zeigt uns die erste Tabelle, dass im ganzen Kreise pro 1876 weniger uneheliche Geburten (incl. Todtgeburten) als im Vorjahre stattgefunden haben. Hier kamen bei 3081 Gesammtgeburten 297, dort bei 3142 nur 284 uneheliche Kinder zur Welt. Die procentische Berechnung beider Verhältnisse ergiebt pro 1875: 9,64, pro 1876 nur 9,03; mithin eine Differenz von 0,61 pCt. zu Gunsten von 1876. Die Abweichungen beider Jahre von einander sind, wie man sieht, nicht sehr erheblich; desto mehr weichen beide von den Resultaten des ganzen Staates in dieser Beziehung ab. Der Staat hatte 1876 1016633 eheliche und 81960 uneheliche Geburten. Dies entspricht bei 1098593 Gesammtgeburten den Procentziffern 92,54 für die ehelichen und 7,46 für die unehelichen Kinder.

Die Differenz stellt sich somit zu Gunsten des ganzen Staates und zu Ungunsten des Kreises Oberbarnim auf 1,57 pCt.*)

Zu den Geburten des Jahres 1876 aber lieferte, wie die zweite Tabelle ergiebt, das Land im Kreise Oberbarnim ein grösseres Contingent der unehelichen Kinder, als die Städte, während 1875 das umgekehrte Verhältniss stattfand. Im letztgenannten Jahre überwiegen in dieser Beziehung die Städte das Land um 0,20 pCt., im Jahre 1876 aber das Land die Städte um 1,28 pCt.

Zum Schluss erübrigt noch das Verhältniss zu beleuchten, in welchem die Todtgeburten sich zu den ehelichen und unehelichen stellen.

Tabelle XI.

Geburten.	1875	pCt.	1876	pCt.
unehelich	297		284	
davon todtgeboren .	14	4,71	17	5,98
ehelich	2784		2858	
davon todtgeboren .	101	3,63	136	4,75
mehr unehel. todtgb.		1,08		1,23

Nach vorstehender Tabelle stellen pro 1875 bei 297 unehelichen Geburten die entsprechenden 14 Todtgeburten einen Pocentsatz von 4,71, dagegen bei 2784 ehelichen die entsprechenden 101 Todtgeburten einen ebensolchen von nur 3,63 dar. Es wurden hier also um 1,08 pCt. mehr uneheliche Kinder todtgeboren.

Die gleiche Berechnung pro 1876 ergiebt resp. 5,98 pCt. und 4,75 pCt. also ein noch bedeutenderes Uebergewicht (nämlich 1,23 pCt.) unehelicher Todtgeburten. Oder mit anderen Worten: Unter den ehelichen Geburten kam

1875 jedes 27. — 28. Kind,
1876 schon jedes 21. Kind;

dagegen unter den unehelichen

1875 jedes 21. Kind,
1876 schon jedes 17. Kind

todt zur Welt.

Indem dieses Ergebniss von Neuem die grössere Häufigkeit der Todtgeburten pro 1876 gegen 1875 im Allgemeinen documentirt, bestätigt es ausserdem durch die Uebereinstimmung beider Vergleichsjahre selbst für den

*) l. c. die Geburten, etc. im preuss. Staate.

verhältnissmässig kleinen Menschencomplex eines Kreises die alte durch statistische Erhebungen gemachte Erfahrung, dass die Früchte ausserehelicher Conception den Keim ihres Unterganges schon früher zur Entwickelung bringen, und dass sie viel weniger Aussicht zur Lebendgeburt haben, als die legitim Erzeugten.

Diesen Schluss vermag selbst die allerdings nicht ganz von der Hand zu weisende Annahme, dass die Verbrechen gegen die früheste Existenz dieser Wesen hierbei oft eine Rolle spielen mögen, um so weniger zu entkräften, als erfahrungsmässig auch das erste Lebensjahr nach der Geburt eine viel höhere Sterblichkeit der unehelichen Kinder zu bringen pflegt als der ehelichen.

2. Abgang durch Tod.

Auf den aus Colonne 2 der Generaltabelle ersichtlichen Lebendgeburten-Zuwachs, den der Kreis

pro 1876 mit	2989
erhalten hat, kommen nach Colonne 6 an Gestorbenen im Ganzen	2082
Es sind also	907

mehr lebendgeboren als gestorben.

Von den Gestorbenen entfallen, dem Geschlechte nach, auf die

männliche Bevölkerung (Col. 4)	1122
auf die weibliche Bevölkerung (Col. 5)	960
so dass von der ersteren	162

Personen mehr als von der letzteren zu Grunde gegangen sind.

Nach den Jahreszeiten vertheilen sich die Todesfälle folgendermassen:

Im 3. Quartal starben	593
im 1. " "	520
im 4. " "	504
im 2. " "	465
Summa	2082

Das 3. Quartal forderte also die meisten Opfer, und zwar wie wir später sehen werden, unter der Kinderwelt, die dem decimirenden Einfluss der Sommerdurchfälle erlag. Denn ein Blick auf die nachfolgende Zusammenstellung (Tabelle XII) lehrt, wie gerade der Monat August alle übrigen Monate an Sterblichkeit übertrifft.

Nicht anders ist es in unserm Nachbarkreise Niederbarnim gewesen, dessen Monatssterblichkeit pro 1876 ich des Vergleiches wegen derjenigen unseres Kreises an die Seite stelle.

Ausserordentlich anschaulich aber werden diese Verhältnisse durch die graphische Darstellung.

(Vergl. Tafel D.)

Man sieht beide Kreise monatweise combinirt, die Erhebung der Sterb-

Tabelle XII.

Es starben 1876:

Oberbarnim		Niederbarnim	
August	233	August	459
Januar	192	Juli	408
September. . .	188	December . . .	315
November . . .	183	Juni	291
Juli	172	Januar	287
März	169	September. . .	286
December . . .	168	März	283
Mai	160	April	278
Februar	159	Februar	269
April	155	Mai	267
October	153	October	267
Juni	150	November . . .	242
Summa . .	2082	Summa . .	3652

lichkeit aber nach den Promilleziffern der Monate, wie sie die Generaltabellen jedes Kreises*) **), liefern, links zur Seite der Tafel ausgedrückt. Hierdurch springt sofort in die Augen, wie Niederbarnim fast in jedem Monat die grössere Sterblichkeit hat, ausgenommen im Januar, September und November, wo Oberbarnim überwiegt. Vom Juni an bis August besteht in beiden Kreisen eine rapide Steigerung, die im August die äusserste Höhe des ganzen Jahres erreicht, allein ganz wesentlich höher in Niederbarnim ist als bei uns. Ein schroffer Abfall folgt wiederum beiderseits zum September und ist auch noch im October bemerklich.

Da es ferner zu wissen interessirt, ob dieses Verhältniss der Sterblichkeit nach den Jahreszeiten etwa für das Jahr 1876 vereinzelt dasteht oder nicht, so stelle ich die absoluten Zahlen der Sterbefälle für 1875 und 1876, den Kreis Oaerbarnim betreffend, zusammen.

Hiernach starben im Kreise Oberbarnim:

Tabelle XIII.

1875		1876	
August	294	August	233
Juli	258	Januar	192
März	228	September. . .	188
Februar	227	November . . .	183
September . .	220	Juli	172
October	220	März	169

*) Böhr l. c. pag. 26 und 27.

**) Diese Abhandlung pag. 16 und 17.

1875		1876	
April	207	December . . .	168
Januar	199	Mai	160
December . . .	189	Februar	159
Mai	187	April	155
November . . .	180	October	153
Juni	168	Juni	150

Völlig gleich sind, wie man sieht, nur der Juni und August geblieben, jener mit der geringsten, dieser mit der höchsten Sterblichkeit.

Alle übrigen Monate schwanken in einer Weise, dass eine Uebereinstimmung zwischen beiden Jahren nirgends zu erkennen ist. So sind z. B. 1875 Febrar März und Juli durch eine hohe. Sterblichkeit ausgezeichnet, die in 1876 nichts weniger als hervortritt u. s. w.

Im Allgemeinen übertrifft das Jahr 1875 in allen Monaten das folgende Jahr an Todten, nur nicht im November, wo es hinter 1876 zurückbleibt.

Die graphische Zusammenstellung der Monatssterhlichkeit beider Jahre, und zwar nach den relativen Todtenzahlen, erläutert die vorhergehenden Bemerkungen auf das Deutlichste.

(Vergl. Tafel E.)

Ein von diesen Ergebnissen völlig abweichendes Bild gewährt die Vergleichung der entsprechenden Vorgänge im ganzen Staate. Ich gebe in Folgendem die monatliche Sterblichkeit für den preussischen Staat in fallenden absoluten Zahlen pro 1876.

Es starben im

März	63741
Januar	62895
December	62165
August	62049
April	60441
Mai	60222
Februar	59302
November	58298
Juli	55045
Juni	54290
September	53415
October	53197
Summa	705060

Hier raffte also gerade die kälteste Jahreszeit die meisten Menschen hinweg, bei uns hingegen die heissen Sommermonate, vor allen ganz constant der August, der dort erst in 4. Linie erscheint.

Für diese abweichende Erscheinung ist kein anderes Moment anzuführen, als die gerade hier zu Lande so enorme Kindersterblichkeit und zwar im Sommer unter der Herrschaft der Krankheiten des Verdauungsapparates.*)

Wie ungeheuer grossen Antheil die Kinder an der Gesammtzahl der Gestorbenen bei uns haben, lehrt die Generaltabelle auf das Schlagendste und bestätigt die in dieser Beziehung überall gemachte Erfahrung auch für unseren Kreis. Die graphische Darstellung, welche ich hierzu liefere, veranschaulicht die folgenden speciellen Mittheilungen.

(Vergl. Tafel F.)

Es starben im Kreise Oberbarnim pro 1876 überhaupt bis zum vollendeten 15. Jahre 1161 Kinder, mit anderen Worten bei 2082 Todten = 55,76 pCt. Also fällt in die Kinderjahre die grössere Hälfte aller Gestorbenen, die kleinere nur mit 44,24 pCt. kommt dem Alter der Erwachsenen zu.

Unter diesen 1161 Kindern liefert wieder die meisten das erste Lebensjahr, nämlich 782 = 37,56 pCt., also weit über ein Drittel des Gesammtverlustes an Gestorbenen.

Die vier nächsten Jahre nach dieser gefährlichen Zeit fordern schon erheblich weniger Opfer; denn vom vollendeten 1. Jahre bis zum Ende des 5. erlagen nur 262, also 12,58 pCt., d. h. ungefähr der 8. Theil aller Todten des Jahres.

Je höher hinauf in's Kindesalter, desto grösser wird die Widerstandskraft im täglichen Kampfe des Lebens mit den Mächten seiner Vernichtung. Vom 5. bis 15. Jahre starben nur 117 = 5,62 pCt., was etwa dem 17. bis 18. Theil von der Gesammtsterblichkeit gleichkommt.

Nach dem 15. Jahre fällt die Procentziffer auf einmal noch beträchtlicher. Die Generaltabelle zeigt uns von diesem bis zum 20. Jahre nur 31 Todte, d. h. auf 2082 nur 1,49 pCt.

Was ererbtes Siechthum und Vernachlässigung im 1. Lebensjahre nicht dahingerafft, was epidemische Krankheit bis zum 5. Jahre verschont hat, das fängt vom 5. bis 15. an, den Kampf mit den Stürmen des Lebens schon mit einigem Erfolg aufzunehmen.

Von Sorgen frei, mit Arbeit nur leicht belastet, ist das nun folgende glückliche Lebensalter bis zum 20. Jahre der Macht des Todes mehr als alle übrige Lebenszeit entzogen. Das Flächendiagramm (Tafel F.) zeigt gerade für diese Altersklasse ein auffallend niedriges Niveau. Aber nicht lange währt diese Pause.

Vom 20. bis zum 30. Jahre hat unsere Tabelle schon wieder 87 Todesfälle. Die Arbeit um's tägliche Brod, Leidenschaften aller Art, und der Kampf mit Wind und Wetter und den gewaltigen Mächten der Natur reibt die Kräfte der Armen auf, decimirt die Schaar der Begüterten, lichtet die Reihen Aller, wie die Ziffern von 127, 265, 316 und das steigende Niveau

---

*) Die Geburten, Eheschliessungen und Sterbefälle im preussischen Staate während des Jahres 1876 l. c.

Tabelle XIV.

Vergleichende Uebersicht der Sterblichkeit der Kreise Ober- und Niederbarnim pro 1876 nach den Altersklassen.

	Nieder-Barnim.		Ober-Barnim.			Nieder-Barnim.		Ober-Barnim.	
	Totalsumme der Gestorbenen 3652.		2082.			Totalsumme der Gestorbenen. 3652.		2082.	
	Kinder.					Erwachsene.			
Lebensjahr.	Zahl.	pCt.	Zahl.	pCt.	Lebensjahr.	Zahl.	pCt.	Zahl.	pCt.
0 — 1	1705	46,68	782	37,56	15 — 20	65	1,77	31	1,49
ehelich.	1449	40,52	689	33,09	20 — 30	118	3,23	87	4,18
unehelich.	226	6,18	93	4,46	30 — 40	165	4,51	127	6,10
1 — 5	547	14,99	262	12,58	40 — 60	332	9,09	265	12,72
ehelich.	515	14,11	230	11,04	60 — 80	334	9,14	316	15,17
unehelich.	32	0,88	32	1,53	über 80	89	2,16	83	3,98
5 — 15	189	5,17	117	5,62	unbekannt	108	2,95	12	0,57
Summa	2441	66,84	1161	55,77	Summa	1211	33,16	921	44,23

der Diagrammkolonnen deutlich beweisen. Nur wenige sind übrig geblieben, und diese 83 unseres Kreises neigen nach dem 80. Lebensjahre endlich müde ihr Haupt.

Fassen wir aber das Verhältniss der überhaupt Gestorbenen zur Gesammtbevölkerung in's Auge, so resultirt auf 1000 Lebende pro Jahr berechnet, die Ziffer: 27,19 pCt. für den Kreis Oberbarnim, und damit gegen die enorme Ziffer des Vorjahrs (nämlich 33,93 pCt.), dennoch eine um 6,74 pCt. geringere Sterblichkeit.

Es ist lehrreich genug, diese allgemeinen Sterblichkeitsverhältnisse mit denen unseres Nachbarkreises Niederbarnim zu vergleichen, und ich verweise hierbei auf die beigegebene Tabelle XIV. und die graphische Zeichnung Tafel G.

Aus beiden erfahren wir zuvörderst, dass wir uns in Oberbarnim einer bedeutend niedrigeren Sterblichkeit der Kinder zu erfreuen haben, als der Kreis Niederbarnim aufweist. Diesem starben mit 2441 = 66,84 pCt. (= ca. $^2/_3$ aller Todesfälle des Jahres), uns mit 1161 nur 55,77 pCt. Der Kreis Oberbarnim bleibt mit diesem Procentsatz auch gegen den grösseren des ganzen Staates um 1,22 pCt. zurück. In Preussen starben nämlich pro 1876 bei 705060 Gesammttodten, 401844 Kinder = 56,99 pCt.

Der Grund dieser so überwiegenden Kindersterblichkeit liegt nun aber hauptsächlich in den Gefahren, die gerade das erste Lebensjahr bereitet, wiewohl der Procentsatz von 46,68 in Niederbarnim gegen den unsrigen von 37,56, die erfreuliche Differenz von 9,12 pCt. zu Gunsten von Oberbarnim ergiebt. Dagegen überschreitet unsere Procentziffer die des ganzen

Staates, in welchem 261922 Säuglinge starben (= 37,14 pCt. zur Gesammtzahl der Gestorbenen) allerdings um 0,42 pCt.*)

Geringer ist schon die Differenz beider Kreise vom 1. bis 5. Jahre, nämlich nur 2,41 pCt., und nun kehrt sich mit dieser Altersstufe das Verhältniss vollständig um, so dass schon Schulkinder mehr bei uns als dort gestorben sind und auch in allen folgenden Altersklassen der Erwachsenen die grössere Sterblichkeit auf Seiten unseres Kreises sich befindet, mit alleiniger Ausnahme eines kleinen Uebergewichtes der ersten Klasse der Erwachsenen.

Auf diese Weise resultirt ein Procentsatz der Erwachsenen in Niederbarnim von nur 33,16 pCt., bei uns aber in Oberbarnim von 44,23 pCt. zur Gesammtzahl der Gestorbenen jedes Kreises, während die viel bedeutendere Gesammt-Sterblichkeit des Niederbarnimer Kreises mit 29,76 pro Mille die unsrige mit 27,19 pro Mille glücklicherweise dennoch in den Schatten stellt und wir im Stande sind, die Summe vorstehender Betrachtungen in folgendem Satz zu formuliren:

„Die Gesammt-Sterblichkeit ist in Niederbarnim grösser als in Oberbarnim. Auch die grossen Gefahren für das Leben der Säuglinge und der Kinder der nächsten 4 Lebensjahre, die dem Kreise Niederbarnim so verderblich werden, bedrohen das entsprechende Alter unseres Kreises in viel geringerem Grade, und gestatten somit einer grösseren Zahl von Menschen bei uns die Vergünstigung eines höheren Alters.“

Ich schliesse hieran noch die kurze Betrachtung des Verhältnisses, in welchem zur Kindersterblichkeit im Allgemeinen die Sterblichkeit der ehelichen und unehelichen Kinder steht.

Die folgende kleine tabellarische Zusammenstellung mag darüber Auskunft geben.

Tabelle XV.

In den ersten 5 Lebensjahren starben im Kreise Oberbarnim
1044 Kinder,
davon:

	von 0—1 Jahr		von 1—5 Jahr		von 0—5 Jahr	
ehelich	689	66 pCt.	230	22 pCt.	919	88 pCt.
unehelich	93	9 „	32	3 „	125	12 „
Summa	782		262		1044	

Von allen bis zum 5. Lebensjahr gestorbenen Kindern kommt also ungefähr der 8. Theil auf die unehelichen, wovon im 1. Lebensjahr circa 3 mal so viel gestorben sind als in den folgenden 4 Jahren zusammengenommen: ein Verhältniss, das übrigens auch für die ehelichen Kinder Platz greift.

---

*) Die Geburten, Eheschliessungen und Sterbefälle im preussischen Staate während des Jahres 1876 l. c.

B. Specieller Theil.

Konnte es auf der einen Seite nur wünschenswerth sein, die im Vorstehenden gewonnenen allgemeinen Resultate möglichst zu detailliren, so war auf der andern Seite der hierzu einzig geeignete Weg bestimmt vorgeschrieben. Denn indem es darauf ankam, den ganzen Kreis für die specielleren Betrachtungen in kleinere Theile zu zerlegen, um das grosse und verschiedenartige Material zu bewältigen, konnten auch nur die nämlichen Quellen aufgesucht werden, aus deren Zusammenfluss überhaupt diese Arbeit entstanden ist.

Ich meine hiermit die Adoptirung der Kreis-Eintheilung nach Standesämtern, aus denen ja alle Nachrichten über die Volksbewegung des Kreises ursprünglich herstammen. An dieses Princip werden sich also auch die nachfolgenden Mittheilungen anzuschliessen haben.

Der Kreis Oberbarnim zählt 41 Standesämter, welche enthalten:

1. Stadtgemeinden	6
2. Landgemeinden (d. h. Dörfer, resp. Colonien) .	99
3. Gutsbezirke	58
4. nicht incommunalisirte Wohnplätze	3
zusammen	166

Ich gebe die Standesamtsbezirke übersichtlich in **Tabelle XVI.** nach ihren Namen, ihren Bestandtheilen an Ortschaften und deren Einwohnerzahl, sowie endlich eine vergleichende Uebersicht der Volksbewegung innerhalb jedes Bezirks pro 1875 und 1876, aus der leicht zu ersehen ist, wie viel und wie wenig die einzelnen Bezirke zur Vermehrung der Bevölkerung beigetragen haben.

(Vergl. Tabelle XVI.)

Tabelle XVI.

Die 41 Standesamtsbezirke des Kreises mit den sie zusammensetzenden Gemeinden, ihrer Einwohnerzahl am 1. Dezember 1875, und der Volksbewegung der Jahre 1875 und 1876.

(Die Todesfälle verstehen sich excl. Todtgeburten.)

1. No.	2. Name des Standesamts-Bezirks.	3. Ortschaften des Standesamts-Bezirks.	Einwohner am 1. Dec. 1875.	Volks-Bewegung.	1875.	1876.
1.	**Freienwalde a./O.** 1 Stadtgemeinde.	Stadt Freienwalde a. O. .	6048	geboren	216	228
2.	**Forstrevier Sonnenburg** bei Freienwalde a/O. 1 Gemeinde.	Gut-Forstrevier Sonnenburg	19	gestorben	195	213
				mehr geboren	21	15
3.	**Wriezen.** 1 Stadtgemeinde. 1 Dorfgemeinde.	Stadt Wriezen	7928	geboren	307	308
		Dorf Alt-Kietz mit rothe Mühle	145	gestorben	305	211
			8073	mehr geboren	2	97
4.	**Eberswalde.** 1 Stadtgemeinde.	Stadt Eberswalde......	10494	geboren	399	428
				gestorben	437	391
				weniger gebor.	**38**	mehr 37
5.	**Biesenthal.** 1 Stadtgemeinde. 2 Dorfgemeinden.	Stadt Biesenthal	2170			
		Dorf Rüdnitz mit Etablissement Albrechtshof und Langerönne Mühle	408	geboren	126	135
		Dorf Danewitz	317	gestorben	92	79
		Colonie Biesenthal.....	149			
			3044	mehr geboren	34	56
6.	**Forstrevier Biesenthal.** 1 Gemeinde.	Gut. Forstrevier Biesenthal	36	geboren	0	5
				gestorben	3	2
				weniger gebor.	**3**	mehr 3
7.	**Werneuchen.** 1 Stadtgemeinde.	Stadt Werneuchen.....	1426	geboren	74	71
				gestorben	83	37
				weniger gebor.	**9**	mehr 34
8.	**Straussberg.** 1 Stadtgemeinde.	Stadt Straussberg	5504	geboren	192	200
				gestorben	154	168
				mehr geboren	38	32
9.	**Batzlow.** 6 Gemeinden.	Dorf und............	197			
		Gut Batzlow..........	121			
		Dorf und............	119	geboren	43	47
		Gut Reichnow.........	438			
		Dorf und............	29			
		Gut Möglin...........	146	gestorben	33	30
			1050	mehr geboren	10	17

No.	Name des Standesamts-Bezirks.	Ortschaften des Standesamts-Bezirks.	Einwohner am 1. Dec. 1875.	Volks-Bewegung.	1875.	1876.
10	**Beiersdorf.** 4 Gemeinden.	Dorf Beiersdorf	524	geboren	68	54
		Dorf Freudenberg mit Etablissement Tiefensee	453			
		Dorf Schönfeld	423	gestorben	43	24
		Gut-Forstrevier Tiefensee	83			
			1483	mehr geboren	25	30
11.	**Brunow.** 5 Gemeinden.	Dorf und Gut Brunow .	253			
		Dorf und Gut Leuenberg	459	geboren	42	42
		Dorf Heckelberg	394	gestorben	27	28
			1106	mehr geboren	15	14
12.	**Buchholz.** 5 Gemeinden.	Dorf und Gut Buchholz	324			
		Dorf und Gut Wesenthal	258	geboren	26	29
		Dorf Wedigendorf	287	gestorben	20	19
			869	mehr geboren	6	10
13.	**Cöthen.** 6 Gemeinden.	Gut Cöthen mit Tobbenberge, Tortz, Jamensee u. Etabl. Sorge }	248			
		Gut und Dorf Dannenberg	260	geboren	59	66
		Gut Torgelow	94			
		Dorf Falkenberg m. Chausseehaus u. Papiermühle.	769	gestorben	48	45
		Dorf Broichsdorf m. rothe Mühle	402			
			1773	mehr geboren	11	21
14.	**Cunersdorf.** 2 Gemeinden.	Dorf u. Gut Cunersdorf mit Dammkrug, Fischerhaus, Burgwall, Vorwerk Catharinenhof. }	302	geboren	11	10
				gestorben	10	10
				mehr geboren	1	0
15.	**Eichwerder.** 5 Gemeinden.	Dorf Eichwerder mit Thöringswerder und Gut Eichwerder. }	636			
		Dorf und Gut Jaeckelsbruch	105	geboren	37	31
		Dorf Neu-Kietz bei Wriezen	247	gestorben	28	10
			988	mehr geboren	9	21
16.	**Alt Friedland.** 5 Gemeinden.	Dorf und Gut Alt-Friedland mit Buschhof, Gottesgabe, Schlaan, Slaven, Webershof, Dammmühle, Lupinenhof. }	909	geboren	43	45
		Dorf Neu-Friedland	178			
		Dorf Carlsdorf	132	gestorben	38	21
		Dorf Metzdorf	172			
			1391	mehr geboren	5	24

No.	Name des Standesamts-Bezirks.	Ortschaften des Standesamts-Bezirks.	Einwohner am 1. Dec. 1875.	Volks-Bewegung.	1875.	1876.
17.	**Garzau.** 2 Gemeinden.	Dorf und Gut Garzau mit	114	geboren	7	20
		Ahnitz und rothes Luch	168	gestorben	10	11
			282	*weniger gebor.*	3	mehr 9
18.	**Grünthal.** 10 Gemeinden.	Dorf und Gut Grünthal	282			
		Dorf Tempelfelde......	518			
		Dorf und Gut Sydow ..	219			
		Dorf Melchow.........	253	geboren	89	86
		Dorf Schönholz........	276			
		Gut Beerbaum	165			
		Gut Gratze...........	50	gestorben	72	40
		Dorf Tuchen..........	329			
			2092	mehr geboren	17	46
19.	**Haselberg.** 7 Gemeinden.	Dorf und Gut Haselberg mit Etablissement Platz und Raedikow.	315			
		Dorf und Gut Harnecop mit Schloss Monchoix.	248	geboren	33	22
		Dorf und Gut Sternbeck	254			
		Gut Biesow...........	69	gestorben	16	21
			886	mehr geboren	17	1
20.	**Heegermühle.** 4 Gemeinden.	Dorf Heegermühle	1612			
		Dorf Schöpfurt.......	838	geboren	178	197
		Dorf Steinfurt.........	890			
		Gut Messingwerk......	461	gestorben	119	89
			3801	mehr geboren	59	108
21.	**Hirschfelde.** 3 Gemeinden.	Dorf und Gut Hirschfelde	338	geboren	16	19
		Gut Werftphuhl.......	42	gestorben	11	7
			380	mehr geboren	5	12
22.	**Hohenfinow.** 6 Gemeinden.	Dorf u. Gut Hohenfinow	779			
		Dorf u. Gut Tornow ...	604	geboren	101	98
		Dorf Sommerfelde......	335			
		Dorf Amalienhof.......	445	gestorben	55	79
			2163	mehr geboren	46	19
23.	**Ihlow.** 10 Gemeinden.	Dorf u. Gut Ihlow	294			
		Dorf u. Gut Reichenberg	247			
		Dorf u. Gut Ringenwalde	318	geboren	50	41
		Dorf u. Gut Pritzhagen	123			
		Dorf u. Gut Bollersdorf	172	gestorben	34	15
			1154	mehr geboren	16	26
24.	**Kerstenbruch.** 5 Gemeinden.	Dorf u. Gut Kerstenbruch	336			
		Dorf Neu-Lewin	1213	geboren	110	84
		Dorf Neu-Barnim	848			
		Gut Herrenwiese	38	gestorben	70	77
			2435	mehr geboren	40	7
25.	**Alt Kietz.** 3 Gemeinden.	Dorf Alt-Kietz .... Gut Wendtshof........	668	geboren	45	47
		Gut Alaunwerk........	221	gestorben	34	36
			889	mehr geboren	11	11

No.	Name des Standesamts-Bezirks.	Ortschaften des Standesamts-Bezirks.	Einwohner am 1. Dec. 1875.	Volks-Bewegung.	1875.	1876.
26.	**Klosterdorf.**	Dorf u. Gut Klosterdorf	473			
	4 Gemeinden.	Dorf Ruhlsdorf........	92	geboren	34	36
		Dorf Hohenstein.......	208	gestorben	27	14
			773	mehr geboren	7	22
27.	**Ladeburg.**	Dorf Ladeburg........	487	geboren	18	16
	1 Gemeinde.			gestorben	16	9
				mehr geboren	2	7
28	**Lichterfelde.**	Dorf u. Gut Lichterfelde	1072	geboren	40	45
	2 Gemeinden.			gestorben	23	25
				mehr geboren	17	20
29	**Lüdersdorf.**	Dorf Lüdersdorf mit Etablissem. Landhaus u. Landhof. Gut Lüdersdorf mit Franzenshof.	316			
	5 Gemeinden.			geboren	32	30
		Dorf Biesdorf.........	270			
		Dorf u. Gut Frankenfelde	186	gestorben	21	19
			772	mehr geboren	11	11
30.	**Prötzel.**	Dorf u. Gut Prötzel ...	517			
	6 Gemeinden.	Dorf u. Gut Praedikow.	445	geboren	50	55
		Dorf u. Gut Grunow...	235	gestorben	44	30
			1297	mehr geboren	6	25
31.	**Alt Ranft.**	Dorf u. Gut Alt-Ranft mit Zuckerfabrik und Bergthal.	1036			
	7 Gemeinden.	Gut Sonnenburg.......	159			
		Gut Alt-Gaul.........	107			
		Dorf Neu-Gaul........	178	geboren	64	71
		Dorf Rathsdorf........	208			
		Dorf Neu-Kietz b. Freienwalde a./O.........	100	gestorben	57	57
			1788	mehr geboren	7	14
32.	**Schulzendorf.**	Dorf u. Gut Schulzendorf	304			
	5 Gemeinden.	Dorf Vevey..........	231			
		Dorf Alt- u. Neu-Bliesdorf mit den	819			
		Vorwerken Dornbuschmühle, Marienhof, Sophienhof, Emilienhof, Räckshof, Ostermannshof, Herrnhof.	144	geboren	75	47
				gestorben	46	31
			1498	mehr geboren	29	16
33.	**Alt Tornow.**	Dorf Alt-Tornow	304	geboren	18	7
	1 Gemeinde.			gestorben	14	11
				mehr geboren	4	*weniger* 4
34.	**Trampe.**	Dorf u. Gut Trampe...	660			
	5 Gemeinden.	Dorf Alt-Gersdorf......	580	geboren	65	74
		Dorf Klobbicke........	462			
		Gut Kruge...........	133	gestorben	64	42
			1835	mehr geboren	1	32

No.	Name des Standesamts-Bezirks.	Ortschaften des Standesamts-Bezirks.	Einwohner am 1. Dec. 1875	Volks-Bewegung.	1875.	1876.
35.	**Alt Trebbin.**	Dorf Alt-Trebbin mit				
	5 Gemeinden.	Königshof	229			
		Dorf Alt-Lewin........	234	geboren	16	26
		Dorf Gross-Barnim.....	135			
		Dorf Klein-Barnim.....	101	gestorben	21	16
		Dorf Wubrigsberg......	60			
			759	*weniger gebor.*	**5**	mehr 10
36.	**Neu Trebbin.**	Dorf Neu-Trebbin......	1724			
	6 Gemeinden.	Dorf Burgwall.........	33			
		Dorf Wuschewier mit Etablissem. Wuschewier,	531	geboren	103	98
		Dorf Sietzing..........	281			
		Dorf Grube........... Gut Horst............	90	gestorben	77	55
			2659	mehr geboren	26	43
37.	**Wilkendorf.**	Dorf u. Gut Wilkendorf	205			
	4 Gemeinden.	Dorf Gielsdorf mit der Wassermühle, Gut Gielsdorf mit Eichenbrand und Heidekrug.	347	geboren	19	13
				gestorben	18	8
			552	mehr geboren	1	5
38.	**Wilmersdorf.**	Dorf Wilmersdorf.......	320	geboren	17	17
	2 Gemeinden.	Dorf Weesow..........	300	gestorben	13	10
			620	mehr geboren	4	7
39.	**Wölsikendorf.**	Dorf u. Gut Wölsikendorf	277			
	6 Gemeinden.	Dorf u. Gut Steinbeck..	354	geboren	32	30
		Dorf u. Gut Wollenberg	361	gestorben	17	25
			992	mehr geboren	15	5
40.	**Wolfswinkel.**	Gut Wolfswinkel	142			
	5 Gemeinden.	Dorf und Gut Kupferhammer............	296	geboren	44	44
		Gut Spechtshausen.....	272			
		Gut Eisenspalterei.....	320	gestorben	32	16
			1030	mehr geboren	12	28
41.	**Alt Wriezen.**	Dorf Alt-Wriezen......	431			
	6 Gemeinden.	Dorf Alt-Maedewitz.....	376			
		Dorf Neu-Maedewitz....	273	geboren	72	70
		Dorf Heinrichsdorf.....	125			
		Dorf u. Gut Beauregard	600	gestorben	52	51
			1805	mehr geboren	20	19

Allein da die Auflösung des Kreises in so viele kleinste Bezirke gerade durch diese Detaillirung wieder die Uebersichtlichkeit bedenklich stört, auch jede procentische Berechnung der Sterblichkeit, je kleiner die Bevölkerungseinheiten sind, desto mehr an Zuverlässigkeit verlieren muss, so galt es einen Mittelweg einzuschlagen.

Ich habe daher die von Böhr*) sehr zweckmässig gewählte Methode gleichfalls befolgt, d. h. den Kreis in gewisse der geographischen Lage und der natürlichen Zusammengehörigkeit nach gebildete Territorien zerlegt, welche theils die schon gewonnenen allgemeinen Resultate specialisirt wiedergeben, theils weitere statistische Ergebnisse nach anderen Richtungen hin ermöglichen sollen.

Zu diesem Behufe lasse ich also demnächst die Tabelle folgen, welche den Kreis in 7 Theile zerlegt zeigt.

(Vergl. Tabelle XVII.)

Da nämlich unsere 6 Städte das Eigenthümliche haben, sämmtlich an der Kreisgrenze zu liegen, so ergab sich zuvörderst ganz von selbst die Annahme der 6, sich um sie herum gruppirenden Kreistheile, die jedoch gegen den Mittelpunkt des Kreises nicht zusammenstossen, sondern ein siebentes Territorium frei lassen, welches, als zu keiner Stadt gehörig, ich Centralkreistheil genannt habe. Die Einwohnerzahlen der Tabelle pro 1875 basiren auf der letzten Volkszählung. Die für 1876 konnten aber nur durch Addition der in diesem Jahre Geborenen zu jenen gewonnen werden, ohne dass durch diesen Modus die factischen Verhältnisse allzusehr alterirt würden.

Aus der Vergleichung der Zahlen der Gestorbenen mit denen der Gesammtbevölkerung, sind dann die Promilleberechnungen der Tabelle hervorgegangen, die ich nur für die kleineren, weit nnter 1000 Todten jährlich zählenden Standesämter unterlassen habe.

Sterblichkeit nach Kreistheilen.

Die Tabelle wiederholt zuvörderst das uns schon im Allgemeinen bekannte Resultat der viel grösseren Sterblichkeit von 1875 gegen 1876 auch für die einzelnen Kreistheile: ein Verhältniss, das bei Eberswalde und Straussberg, am schlagendsten jedoch bei Biesenthal, Wriezen und Werneuchen in die Augen springt. Die Differenz beider Jahre schwankt hier zwischen 5 und 16 pro Mille und es sind offenbar die drei letztgenannten Kreistheile, welche zu der so eminent erhöhten Sterbeziffer des Vorjahrs durch verheerende Epidemieen unter den Kindern das meiste beigetragen haben, deren eine, der Scharlach, namentlich in der Stadt Werneuchen wahrhaft mörderisch gehaust hatte. Specialisirt man indessen noch weiter, so hatten im Vorjahre vorwiegend die Städte das grösste Contingent gestellt, so dass Freienwalde mit 32,14 pro Mille, Wriezen mit 37,78 Eberswalde mit 41,64 pro Mille und Werneuchen mit 58,20 pro Mille Gesammtsterblichkeit die gewöhnliche Durchschnittssterbeziffer ansehnlich übersteigen, und das platte Land weit hinter sich lassen. Nur für den Kreistheil Strausberg und Biesenthal findet das Gegentheil statt. Dort nimmt der Standesamtsbezirk Prötzel mit 33,92 pro Mille, hier Grünthal mit 34,84 pro

---

*) l. c. pag. 9.

Tabelle XVII.

Vergleichende Uebersicht der Sterblichkeitsverhältnisse des Kreises Oberbarnim in seinen 41 Standesamtsbezirken pro 1875 und 1876 nach Kreistheilen geordnet.

Laufende No.	Kreistheile.	Standesamtsbezirke und ihre Ortschaften.	1875. Einwohner am 1. Dec. 1875.	1875. Gestorben.	1875. pro Mille der Bevölkerung.	1876. Geboren.	1876. Gestorben.	1876. pro Mille der Bevölkerung.
1.	I.	Stadt Freienwalde.	6048	195	32,14	228	213	33,83
2.		Forstrevier Sonnenburg.	19					
3.		Alt-Ranft mit Zuckerfabrik u. Vorwerk Bergthal, Sonnenburg, Alt-Gaul, Neu-Gaul, Rathsdorf, Neu-Kietz bei Freienwalde a/O.	1788	57	31,87	71	57	30,12
4.		Cöthen mit Tobbenberge, Jamensee, Sorge, Falkenberg mit Chausseehaus, Papiermühle, Vorwerk Tortz, Broichsdorf mit rothe Mühle, Dannenberg, Torgelow.	1773	48	27,07	66	45	24,47
5.		Alt-Kietz mit Alaunwerk, Dammwärterhaus, Wendtshof.	889	34	—	47	36	—
6.		Alt-Tornow.	304	14	—	11	11	—
Summa		Flächeninhalt 10466 Hect.*) = 1,90 Q.-M.	**10821**	**348**	**32,16**	**423**	**362**	**32,19**
7.	II.	Stadt Wriezen mit Alt-Kietz und rothe Mühle.	7928	305	37,78	308	211	25,17
			145					
8.		Alt-Wriezen mit Alt- und Neu-Maedewitz, Beauregard, Heinrichsdorf.	1805	52	28,50	70	51	27,20
9.		Eichwerder mit Zuckerfabrik Thöringswerder, Jaeckelsbruch, Neu-Kietz bei Wriezen.	988	28	—	31	10	—
10.		Kerstenbruch mit Neu-Barnim, Neu-Lewin u. Herrenwiese.	2435	70	28,74	84	77	30,56
11.		Alt-Trebbin mit Alt-Lewin, Gross- u. Klein-Barnim, Wubrigsberg.	759	21	—	26	16	—
12.		Neu-Trebbin mit Burgwall, Wuschewier, Grube, Sietzing, Horst.	2659	77	28,95	98	55	19,94
13.		Alt Friedland mit Buschhof, Gottesgabe, Schlaan, Slaven, Weberhof, Dammmühle, Lupinenhof, Neu-Friedland, Carlsdorf, Metzdorf.	1391	38	27,31	45	21	14,62
14.		Cunersdorf mit Dammkrug, Fischerhaus, Burgwall, Oatarinenhof.	302	10	—	10	10	—
15.		Schulzendorf mit Vevey, Alt und Neu-Bliesdorf und zugehörigen Vorwerken Marienhof, Sophienhof, Emilienhof, Herrenhof, Räckshof, Ostermannshof, Dornbuschmühle, Marienberg.	1498	46	30,70	47	31	20,06
Summa		Flächeninhalt 17581 Hect. = 3,19 Q.-M.	**19910**	**647**	**32,49**	**719**	**482**	**21,21**

*) Die Angaben des Flächeninhaltes der Kreistheile dieser Tabelle beruhen auf amtlichen Mittheilungen des Königl. Kataster-Bureau's diesseitigen Kreises.

Laufende No.	Kreistheile.	Standesamtsbezirke und ihre Ortschaften.	1875. Einwohner am 1. Dec. 1875.	1875. Gestorben.	1875. pro Mille der Bevölkerung.	1876. Geboren.	1876. Gestorben.	1876. pro Mille der Bevölkerung.
16.	III.	Stadt Eberswalde.	10494	437	41,64	428	391	35,80
17.		Heegermühle mit Schöpfurt, Steinfurt, Messingwerk.	3801	119	31,30	197	89	22,26
18.		Wolfswinkel mit Eisenspalterei, Spechtshausen, Kupferhammer.	1030	32	31,06	44	16	14,89
19.		Lichterfelde.	1072	23	21,45	45	25	22,38
20.		Trampe mit Kruge, Alt-Gersdorf, Klobbicke.	1835	64	34,87	74	42	22,00
21.		Hohenfinow mit Tornow, Sommerfelde, Amalienhof.	2163	55	25,42	98	79	34,89
Summa		Flächeninhalt 16456 Hect = 2.99 Q.-M.	**20395**	**730**	**35,79**	**886**	**642**	**30,16**
32.	IV.	Stadt Biesenthal mit	2170	92	30,22	100	59	24,85
		Albrechtshof u. Langerönne-Mühle, Rüdnitz,	725			35	20	
		Danewitz, Biesenthal-Colonie.	149					
			3044			135	79	
23.		Forst-Revier Biesenthal.	36	3	—	5	2	—
24.		Grünthal mit Tempelfelde, Sydow, Melchow, Schönholz, Tuchen, Beerbaum, Gratze.	2092	72	34,84	86	40	18,36
25.		Ladeburg.	487	16	—	16	9	—
Summa		Flächeninhalt 18715 Hect. = 3.58 Q.-M.	**5659**	**183**	**32,33**	**242**	**130**	**22,03**
26.	V.	Stadt Werneuchen.	1426	83	58,20	71	37	24,71
27.		Buchholz mit Wesendahl u. Wedigendorf.	869	20	—	29	19	—
28.		Hirschfelde mit Werftphul.	380	11	—	19	7	—
39.		Beiersdorf mit Freudenberg, Etablissement Tiefensee, Schönfeld, Forstrevier Tiefensee.	1483	43	28,99	54	24	15,61
30.		Wilmersdorf mit Weesow.	620	13	—	17	10	—
Summa		Flächeninhalt 145)6 Hect. = 2,63 Q.-M.	**4778**	**170**	**35,57**	**190**	**97**	**19,52**
31.	VI.	Stadt Straussberg.	5504	154	27,97	200	168	29,45
32.		Garzau mit Ahnitz und rothes Luch.	282	10	—	20	11	—
33.		Klosterdorf mit Hohenstein und Ruhlsdorf.	773	27	—	36	14	—
34.		Wilkendorf, Gielsdorf mit Wassermühle, Eichenbrand und Forsthaus Heidekrug.	552	18	—	13	8	—
35.		Prötzel mit Praedikow und Grunow.	1297	44	33,92	55	30	22,18
36.		Batzlow mit Reichnow u. Möglin.	1050	33	31,42	47	30	27,34
37.		Ihlow mit Reichenberg, Ringenwalde, Pritzhagen u. Bollersdorf.	1154	34	29,46	41	15	12,55
Summa		Flächeninhalt 26853 Hect. = 4,88 Q.-M.	**10612**	**320**	**30,15**	**412**	**276**	**25,03**
38.	VII.	Brunow mit Leuenberg u. Heckelberg.	1106	27	24,41	42	28	24,39
39.		Wölsikendorf mit Steinbeck und Wollenberg.	992	17	—	30	25	—
40.		Haselberg mit Etabl. Platz, Vorwerk Raedikow, Harnekop, Schloss Monchoix, Sternebeck, Biesow.	886	16	—	22	21	—
41.		Lüdersdorf mit Landhaus u. Landhof, Franzenshof, Biesdorf, Frankenfelde.	772	21	—	30	19	—
Summa		Flächeninhalt 14837 Hect. = 2,70 Q.-M.	**3756**	**81**	**21,55**	**124**	**93**	**23,96**

Mille eine ungünstige Ausnahmestellung des platten Landes ein. Allein glücklicherweise haben diese Zustände für das Jahr 1876 günstigeren Verhältnissen Platz gemacht.

Folgende Tabelle wird das gegenseitige Verhalten beider Jahre am besten vor Augen führen:

1875		1876	
Kreistheil.	Sterblichkeit pro Mille.	Kreistheil.	Sterblichkeit pro Mille.
Eberswalde . .	35,79	Freienwalde .	32,19
Werneuchen .	35,57	Eberswalde . .	30,16
Wriezen . . .	32,49	Straussberg. .	25,03
Biesenthal . .	32,33	Centralkreisth.	23,96
Freienwalde .	32,16	Biesenthal . .	22,03
Straussberg. .	30,15	Wriezen . . .	21,21
Centralkreisth.	21,55	Werneuchen .	19,52

Man sieht die Kreistheile in Rangstufen geordnet. Hiernach hat Werneuchen die ungeheure Scharte des Jahres 1875 durch seine geringe Sterblichkeit von 19,52 pro Mille glänzend ausgewetzt. Ihm am nächsten steht der Kreistheil Wriezen, welcher von 32,49 pro Mille auf 21,21 pro Mille und Biesenthal, welcher von 32,33 pro Mille auf 22,03 pro Mille gesunken ist. Nächstdem sind Ebeiswalde und Straussberg, jeder Theil mit ungefähr 5 pro Mille Abminderung seiner 75er Mortalität an dem günstigeren Resultat des Jahres 1876 betheiligt, und so bleiben nur der Kreistheil Freienwalde und der Centralkreistheil übrig, die zur allgemeinen Verbesserung der Mortalität absolut nichts beigetragen haben, indem jener sogar eine kleine Steigerung von 32,16 pro Mille auf 32,19 pro Mille aufweist, die bei dem allgemein günstigeren Jahre 1876 um so schwerer wiegt und der Centralkreistheil mit einer für seinen kleinen Flächeninhalt und seine dünne Bevölkerung sehr beträchtlichen Steigerung von 21,55 pro Mille auf 23,96 pro Mille alles gethan hat, was das günstige Jahresresultat ohne die Hülfe der gebesserten Verhältnisse der übrigen Kreistheile hätte in Frage stellen können.

Die Ursachen solcher Calamitäten liegen in diesem Jahre für die Stadt Freienwalde und für das zu diesem Kreistheil gehörige platte Land besonders für die Standesamtsbezirke Alt-Ranft, Cöthen und Alt-Kietz (vergleiche unten die „Todesursachen") in grossen Epidemieen, die den Bezirk verheert haben. Vom Typhus wurden Freienwalde und der Standesamtsbezirk Cöthen heimgesucht; desgleichen forderte eine Masern-Epidemie in der Stadt, sowie in Alt-Kietz und Alt-Ranft in der zweiten Hälfte des Jahres verhältnissmässig viele Opfer. Am verderblichsten jedoch haben Diphtherie und Croup gewüthet, so dass die 65 Todesfälle des Kreistheils gegen 164 des ganzen Kreises den hohen Procentsatz von fast 40 pCt. repräsentiren. Nicht minder sind der Lungenschwindsucht bedenklich viele Menschenleben erlegen und zwar in der Stadt allein 22, in den ländlichen Ortschaften des Kreistheils 13. Im Kreistheil Eberswalde ist es die Stadt selbst, welche im Verein mit dem Standesamtsbezirk Hohenfinow eine abnorm hohe Mortalität von resp. 35,80 pro Mille und 34,89 pro Mille aufweist, hervorgerufen durch die beiden verwandten Epidemieen, Diphtherie und Scharlach, die namentlich die ländlichen Ortschaften heimsuchten. Mehr als anderswo aber lichtete hier der Typhus die Reihen der Bewohner und auch von der Geissel der Schwindsucht blieb der Kreistheil nicht verschont.

Wie jeder grössere oder kleinere Bezirk sein eigenes Kreuz trägt, so laborirt die Stadt Wriezen an einer besonders hohen, durch das Kindbettfieber hervorgebrachten Sterbeziffer. Unter den ländlichen Bezirken aber ragt mit 30,56 pro Mille der Standesamtsbezirk Kerstenbruch hervor, und hier sind wieder Diphtherie und Scharlach in der zweiten Hälfte des Jahres die dem Leben feindlichen Gewalten gewesen. Ausführlicher komme ich auf diesen Gegenstand in dem Abschnitt über die Todesursachen zu sprechen. Hier nur noch folgende Schlussbemerkung:

Die Sterbeziffern der einzelnen Kreistheile und ihrer Standesamtsbezirke, so wenig bedeutsam sie an und für sich oft auch erscheinen mögen, geben zusammen dennoch ein Vergleichsmoment zu den oft sehr hohen Erkrankungsziffern ab, die den Gesundheitszustand eines Ortes oder einer Gegend repräsentiren, und aus denen die Sterbeziffern erst gleichsam als ein Extract hervorgegangen sind.

Der Wahrheit soll nun zwar die Wissenschaft sine ira et studio ins Gesicht sehen, allein auf der anderen Seite nur aus einer einmal hohen Sterbeziffer die Insalubrität einer gewissen Gegend des Kreises folgern wollen, wäre nach dem Ergebniss eines einzigen Jahres mehr als gewagt, weil nur längere Beobachtung darüber entscheiden und das folgende Jahr, (wie Werneuchen pro 1875 und 1876 deutlich gezeigt hat) den bösen Ruf einer hohen Sterblichkeit leicht in das gerade Gegentheil verwandeln kann.

Sterblichkeit nach Stadt und Land.

Wenngleich die vorstehenden Zeilen schon einen flüchtigen Einblick in die differirenden Sterblichkeitsverhältnisse von Stadt und Land gewährt haben, so erfordert es dennoch die für einen ländlichen Kreis mit gemischter Bevölkerung principielle Wichtigkeit gerade diese Frage nicht ohne genauere Erörterung zu lassen. Die Tabelle XVII. giebt auch darüber Aufschluss, wenn man nur den hierzu nöthigen kurzen Auszug macht.

Man sieht in Tabelle XVIII. nämlich pro 1875 die Einwohner der Städte denen des gesammten platten Landes nach dem Ergebniss der Volkszählung gegenübergestellt, demnächst auch die Zahlen der jederseits factisch Gestorbenen.

Die gleichen Einwohnerzahlen pro 1876 mussten auf den Durchschnitt berechnet werden, und zwar nach dem bereits zur Gewinnung des Einwohner-Jahres-Durchschnitts für den Kreis beobachteten Modus.

Die hiernach für beide Jahre berechneten Promillesätze ergeben ein leicht vorauszusehendes Resultat.

Da pro 1875 die Städte mit 33734 Einwohnern an Todten 1266, das Land aber mit 42197 Einwohnern nur 1196 hatte, so entsprechen diesem Ergebniss auf 1000 Einwohner berechnet die Zahlen 37,53, resp. 28,34. Die Differenz beider ist 9,19 und damit das ungleich ungünstigere Mortalitätsverhältniss der Städte des Kreises dem platten Lande gegenüber ausgesprochen.

Dasselbe gilt für 1876 nur mit der Beschränkung, dass die Gesammt-Sterblichkeit sich wesentlich verringert hat, und zwar die der Städte verhältnissmässig in höherem Grade, als die des platten Landes, so dass die Differenz sich nur auf 7,78 pro Mille stellt. Um diesen Preis aber bleibt auch hier der städtischen Bevölkerung das traurige Vorrecht einer grösseren Sterbeziffer.

Tabelle XVIII.

Die Sterblichkeitsverhältnisse des Kreises Oberbarnim nach Stadt und Land pro 1875 und 1876.

	1875.			1876.		
	Gezählte Einwohner am 1. Decbr. 1875	Gestorben	pro Mille der Bevölkerung.	Berechnete muthmassliche Einwohnerzahl.	Gestorben	pro Mille der Bevölkerung.
Städte	33734	1266	37,53	34266	1079	31,48
plattes Land ...	42197	1196	28,34	42309	1003	23,70
Differenz	—	—	9,19	—	—	7,78
Summa	75931	2462		76575	2082	

Sterblichkeit nach Altersklassen.

Ein übersichtliches Bild der Sterblichkeit nach Altersklassen gewährt die folgende Tabelle.

(Vergl. Tabelle XIX.)

Sie bietet nebenbei den besonderen Vortheil, durch die eigenthümliche Anordnung nach Kreistheilen und durch die Theilung der letzteren wieder in Stadt und Land, die Mortalität der Altersklassen auch nach diesen Richtungen hin vergleichen zu können.

Die grösste Beachtung verdient wieder die Kindersterblichkeit.

Es starben an Kindern insgesammt pro 1876 im

Kreistheil Freienwalde: 64,92 pCt.
„ Biesenthal: 60,00 „
„ Eberswalde: 55,30 „

Kreistheil Wriezen:	55,19 pCt.
„ Werneuchen:	53,60 „
„ Straussberg:	47,82 „
Centralkreistheil:	47,31 „

Der Kreistheil Freienwalde hat die ungünstigsten Verhältnisse. Ihm folgt der Kreistheil Biesenthal, der mit der Mortalität von Niederbarnim in der Nachbargruppe Bernau leider wetteifert, indem sie auch bei Böhr (l. c. p. 13) die Gesammtkindersterblichkeit hier mit der hohen Ziffer von 66,59 pCt. notirt findet. Diese Gruppe und der Kreistheil Biesenthal aber grenzen so unmittelbar an einander, dass es geradezu wunderbar wäre, wenn correspondirende Verhältnisse der Sterblichkeit nicht stattfänden. Nur erhöht sich in der Bernauer Gruppe natürlich die Sterbeziffer deshalb wieder, weil der Kreistheil näher an Berlin gelegen und von der Misère der Grossstadt auch mehr beeinflusst wird.

Der Kreistheil Werneuchen correspondirt durch eine um 7,29 pCt. geringere Sterbeziffer wiederum in ähnlicher Weise mit der benachbarten Gruppe Alt-Landsberg im Kreise Niederbarnim (l. c. p. 13) deren geringe Sterblichkeit von Böhr mit anerkennenden Worten gerühmt wird. Bei alledem jedoch tragen, was sehr bemerkenswerth ist, fast durchgängig nicht die Städte, sondern das platte Land die Schuld der grösseren Kindermortalität. Man sieht, dass für den Kreistheil Freienwalde das platte Land um 7,16 pCt. mehr Kinder verloren hat als die Stadt selbst. Bei dem Kreistheil Biesenthal besteht ebenfalls eine Differenz, aber nur von 1,28 pCt., woraus ersichtlich, dass die Stadt selbst schon erheblich mehr an der Sterblichkeit betheiligt ist, aber das Land doch nicht überholt. Bei Wriezen beträgt die Differenz schon wieder 5,43, bei Straussberg 14,22, bei Eberswalde sogar 18,45 pCt. Hier hat also überall verhältnissmässig das Land erheblich mehr Kinder verloren als die Städte.

Nur allein im Kreistheil Werneuchen herrscht das Gegentheil. Der Tod forderte unter den Kindern hier um 9,46 pCt. mehr Opfer in der Stadt, als auf dem Lande.

Armuth, Indolenz, Vernachlässigung der Kinder überhaupt, Mangel rechtzeitiger ärztlicher Hülfe, schlechte Pflege, Nichterfüllung der allgemeinen sanitären Bedingungen etc. scheinen der Grund der grösseren Kindersterblichkeit auf dem Lande zu sein.

Stellt man aber alle Städte zusammen dem gesammten platten Lande gegenüber, so erhält man das Bild der Tabelle XX.

Tabelle

Uebersicht der im Kreise Oberbarnim pro 1876

	Kreistheile.	Gestorbene excl. Todtgeborene.	Todtgeboren.	Kinder 0—1 Jahr ehelich.	Kinder 0—1 Jahr unehel.	Kinder 1—5 Jahr ehelich.	Kinder 1—5 Jahr unehel.	i—15	5—15
1.	2.	3.	4.	5.	6.	7.	8.	9.	10.
I. Kreistheil.	1. Stadt Freienwalde.			55	14	36	9		
						45			18
		213	16	69		63			
	2. plattes Land.			57	6	25	1		
						26			14
		149	9	63		40			
	3. des Kreistheils			112	20	61	10		
						71			**32**
	Summa	**362**	**25**	**132**		**103**			
II. Kreistheil.	1. Stadt Wriezen.			72	16	14	—		
						14			8
		211	19	88		22			
	2. plattes Land.			96	16	24	4		
						28			16
		271	28	112		44			
	3. des Kreistheils			168	32	38	4		
						42			**24**
	Summa	**482**	**47**	**200**		**66**			
III. Kreistheil.	1. Stadt Eberswalde.			119	10	43	—		
						41			16
		391	28	129		59			
	2. plattes Land.			94	2	45	6		
						51			20
		251	15	96		71			
	3. des Kreistheils			213	12	88	6		
						94			**36**
	Summa	**642**	**43**	**225**		**130**			

XIX.

Gestorbenen nach Altersklassen und Kreistheilen.

Summa der Kinder 11.	Erwachsene 12.	Prozentischer Ausdruck zur Gesammtzahl der Gestorbenen. Kinder. 0—1	1—5	1—15	5—15	Summa der Kinder	Erwachsene.
132	81	32,36	21,12	29,58	8,46	61,97	38,03
103	46	42,28	42,28	26,85	9,40	69,13	30,87
235	**127**	**36,46**	**19,62**	**28,46**	**8,84**	**64,92**	**35,08**
110	101	41,71	6,63	10,42	3,79	52,13	47,87
156	115	41,33	10,33	16,23	5,90	57,56	42,44
266	**216**	**41,49**	**8,71**	**13,70**	**4,99**	**55,19**	**44,81**
188	203	32,99	11,00	15,09	4,09	48,08	51,92
167	84	38,25	20,32	28,28	7,96	66,53	33,47
355	**287**	**35,05**	**14,64**	**20,25**	**5,61**	**55,30**	**44,70**

	Kreistheile.	Gestorbene excl. Todtgeborene.	Todtgeborene.	Kinder 0—1 Jahr ehelich.	Kinder 0—1 Jahr unehel.	Kinder 1—5 Jahr ehelich.	Kinder 1—5 Jahr unehel.	1—15	5—15
1.	2.	3.	4.	5.	6.	7.	8.	9.	10.
IV. Kreistheil.	1. Stadt Biesenthal.	79	3	31	4	6	2		4
				35		8		12	
	2. plattes Land.	51	3	11	6	6	1		7
				17		7		14	
	3. des Kreistheils Summa	**130**	**6**	42	10	12	3		**11**
				52		**15**		**26**	
V. Kreistheil.	1. Stadt Werneuchen.	37	2	16	1	5	—		—
				17		5		5	
	2. plattes Land.	60	3	19	4	3	1		3
				23		4		7	
	3. des Kreistheils Summa	**97**	**5**	35	5	8	1		**3**
				40		**9**		**12**	
VI. Kreistheil.	1. Stadt Straussberg.	168	7	54	5	5	3		4
				59		8		12	
	2. plattes Land.	108	10	36	7	11	3		4
				43		14		18	
	3. des Kreistheils Summa	**276**	**17**	90	12	16	6		**8**
				102		**22**		**30**	
VII. Kreistheil.	Centralkreistheil.	**93**	**9**	29	2	7	2		**3**
				31		**9**		**12**	
	Totalsumma	2082	153	689	93	230	32		117
				782		262		279	

Summa der Kinder 11.	Erwachsene 12.	Prozentischer Ausdruck zur Gesammtzahl der Gestorbenen.					
		Kinder.					Erwachsene.
		0 — 1	1 — 5	1 — 15	5 — 15	Summa der Kinder	
47	32	44,30	10,13	15,20	5,07	59,50	40,50
31	20	33,33	13,725	27,45	13,725	60,78	29,22
78	**52**	**40,00**	**11,54**	**20,00**	**8,46**	**60,00**	**40,00**
22	15	45,94	13,52	13,52	—	59,46	40,54
30	30	38,33	6,67	11,67	5,00	50,00	50,00
52	**45**	**41,23**	**9,28**	**12,37**	**3,09**	**53,60**	**46,40**
71	79	35,12	4,76	7,14	2,38	42,26	53,74
61	47	39,82	12,96	16,66	3,70	56,48	43,52
132	**144**	**36,95**	**7,97**	**10,87**	**2,90**	**47,82**	**52,18**
43	**50**	**33,33**	**9,68**	**13,98**	**4,30**	**47,31**	**52,69**
1161	921	37,56	12,58	18,20	5,62	55,76	44,24

Tabelle XX.

	Es starben an Kindern.					
	In den Städten zusammen bei deren Gesammtsterblichkeit von 1099.			Auf dem platten Lande bei dessen Gesammtsterblichkeit von 983.		
von 0— 1 Jahr	397		36,12 pCt.	385		39,16 pCt.
„ 1— 5 „	123		11,19 „	139		14,14 „
„ 5—15 „	50		4,54 „	67		6,82 „
„ 1—15 „		173	15,73 „		206	20,96 „
Sa. 0—15 „	570		51,86 „	591		60,12 „
	Es starben an Erwachsenen.					
Summa	570		48,14 pCt.	392		39,88 pCt.

Die Tabelle ergiebt ein Uebergewicht der Kindersterblichkeit des platten Landes über die gesammten Städte um 8,26 pCt.

Zum Schluss interessirt es noch, die Kindersterblichkeit der einzelnen Städte unter einander zu zeigen, weil sich durch diese Specialisirung doch die oben gewonnenen Ergebnisse wesentlich modificiren.

Tabelle XXI.

Es starben in:	Freienwalde.	pCt.	Wriezen.	pCt.	Eberswalde.	pCt.	Biesenthal.	pCt.	Werneuchen.	pCt.	Straussberg.	pCt.
Kinder v. 0— 1 Jahr	69	32,39	88	41,71	129	32,99	35	44,30	17	45,94	59	35,12
„ „ 1— 5 „	45	21,12	14	6,63	43	11,00	8	10,13	5	13,52	8	4,76
„ „ 5—15 „	18	8,46	8	3,79	16	4,09	4	5,07	—	—	4	2,38
Summa	**132**	61,97	**110**	52,13	**188**	48,08	**47**	59,50	**22**	59,46	**71**	42,26

Für das erste kindliche Lebensjahr stellt sich nach vorstehender Tabelle eine ganz andere Rangordnung der Städte heraus, als z. B. für die ganze Kinderzeit. Hiernach hat Werneuchen die meisten Todesfälle nämlich 45,94 pCt., während die Stadt Freienwalde gerade am allergünstigsten gestellt ist. Hier starben die wenigsten Säuglinge, weniger als in jeder der übrigen Städte.

Aber dieser Vortheil kann den Ort dennoch nicht vor dem ungünstigen Gesammtresultat schützen; er wird geradezu vernichtet durch die Sterbeziffer des zarten Kindesalters bis zu 5 Jahren, sowie der Schulkinder. Alle übrigen Städte bleiben hinter der Freienwalder Ziffer von 21,12 pCt., resp. 8,46 pCt. dieser beiden Kinderaltersklassen (Sa. 29,58 pCt.) für dieses Jahr weit zurück. Wir müssen den Grund hiervon in einer heftigen Diphtherie-Epidemie suchen, die ihre Opfer bekanntlich mit Vorliebe gerade ausserhalb des Säuglingsalters wählt.

Nächst Freienwalde dominirt dann für das Kindesalter von 1—5 Jahren Werneuchen und übertrifft sogar Biesenthal, tritt aber wegen Fehlen jeglichen Sterbefalles unter den Schulkindern den Gesammtvorrang dennoch an Biesenthal ab. Wriezen und Eberswalde compensiren so ziemlich in der Weise, dass dort mehr Säuglinge, hier mehr Kinder der beiden übrigen Altersklassen gestorben sind.

Ich verlasse dieses Kapitel nicht, ohne einen Blik auf die Kindersterblichkeit nach den Jahreszeiten zu werfen und daran zu zeigen in welcher Weise jene sich an der Gesammtsterblichkeit des Kreises betheiligt hat.

Kindersterblichkeit nach Jahreszeiten.

In folgender Tabelle sind monatweise für den Kreis Oberbarnim pro 1876 die Gesammttodesfälle und die der Kinder bis zum 15. Jahre nebeneinandergestellt.

Tabelle XXII.

	Gesammttodesfälle.	Todesfälle der Kinder bis zum 15. Lebensjahr.
Januar	192	94
Februar	158	70
März	170	85
April	155	66
Mai	160	89
Juni	150	78
Juli	172	112
August	233	168
September. . .	188	121
October	153	97
November . . .	183	96
December . . .	168	88

Noch deutlicher ist aber aus der beigegebenen graphischen Darstellung der monatliche Antheil ersichtlich, den die Kindersterblichkeit an der Gesammtsterblichkeit hat.

(Vergl. Tafel H.)

Der Fuss der Tafel trägt die Monatsbezeichnungen, die linke Seite von 10 zu 10 die absoluten Todtenzahlen; die helle Schraffirung bedeutet die Gesammt-Monatssterblichkeit, die dunkle die der Kinder.

Man erkennt, wie die letztere im Januar, Februar und April die Hälfte der Gesammtsterblichkeit zwar noch nicht erreicht, im März ihr aber schon gleichkommt, endlich im Mai sie beträchtlich überschreitet, und zwar immer mehr, je mehr wir uns dem Sommer nähern. Im Juli ist schon ungefähr $^2/_3$ erreicht, im August aber fast $^3/_4$ aller Todesfälle. September und October haben fast $^2/_3$, November und December wieder über die Häfte. Man erkennt ferner wiederum den August als den der Gesundheit in unserem Kreise gefährlichsten Monat und findet nunmehr bestätigt, worauf schon oben hingewiesen wurde, dass die hohe Mortalitätsbedeutung desselben wesentlich in der Kinderbetheiligung liegt.

Ziehen wir die Summe der vorstehenden Ergebnisse:

1. Die grössere Hälfte aller im Jahre 1876 im Kreise Gestorbenen gehört den Kindern bis zum vollendeten 15. Lebensjahre an, und zwar mit 55,76 pCt.
2. Zu dieser Sterblichkeit tragen wieder das grösste Contingent die Säuglinge mit 37,56 pCt., also weit über ein Drittel bei.
3. Auch in den einzelnen Kreistheilen besteht im Ganzen ein ähnliches Vorwalten der Kindersterblichkeit, dergestalt jedoch, dass die procentische Ziffer 55,76 von zweien erheblich überschritten (Freienwalde und Biesenthal), von dreien nicht ganz erreicht wird (Eberswalde, Wriezen, Werneuchen). Zwei Kreistheile zeichnen sich principiell aus, indem ihre Kindersterblichkeit unter 50 pCt. bleibt (Straussberg und der Centralkreistheil). In beiden überwiegen also die gestorbenen Erwachsenen.
4. Auf dem platten Lande sind (mit einer einzigen Ausnahme) erheblich mehr Kinder gestorben, als in den Städten (so dass die Differenz in Eberswalde 18,45 pCt. beträgt).

   Dieser Satz gilt fast überall sowohl von der Gesammtheit der Kinder, als auch von den Säuglingen allein; die Ausnahme bildet Werneuchen, wo die Stadt mehr Kinderleichen hat, als das Land.
5. Die Städte des Kreises rangiren dergestalt, dass Freienwalde am wenigsten Säuglinge, aber am meisten Kinder der zwei übrigen Altersklassen verloren hat, der grösste Verlust an Säuglingen Werneuchen, Biesenthal und Wriezen trifft, in Wriezen aber die wenigsten Kinder der zwei übrigen Altersklassen starben.

Sterblichkeit nach Todesursachen.

Indem ich auf die diesbezüglichen Rubriken der Generaltabelle verweise, gebe ich dieselbe hier nochmals wieder, d. h. in einer Form, welche die genaueste Orientirung über das Vorkommen der betreffenden Todesursachen in den einzelnen Kreistheilen und in Stadt und Land erlaubt.

(Vergl. Tabelle XXIV.)

Unter den Infectionskrankheiten sticht, wie man sieht, am ungünstigsten durch die Ziffer 104 hervor: die Diphtherie.

Diese 164 Todesfälle vertheilen sich zu 95 auf die Städte und zu 69 auf das platte Land, was bei 1099 Gestorbenen dort und 983 hier einem Procentsatze von 8,64 pCt. für die Städte und 7,02 für das platte Land, für beide zusammen aber 7,87 pCt. gleichkommt. Die Diphtherie hat demnach in den Städten des Kreises stärker gehaust und zwar mit einer Differenz von 1,62 pCt. zu Gunsten des platten Landes.

Diese Krankheit hat in unserer Zeit eine so hohe Bedutung gewonnen, dass es sich wohl verlohnt, ihr Verhalten auch im Jahre 1875 zu beachten. In diesem Jahre waren daran zusammen 194, oder bei einer Gesammtsterblichkeit von 2462 = 7,87 pCt., also verhältnissmässig genau so viel als im Jahre 1876 gestorben. Die 194 Todesfälle vertheilen sich nun mit 103 auf die Städte, auf das platte Land aber mit 91. Zufällig ist die absolute Sterblichkeit für Stadt und für Land pro 1875 genau gleich, nämlich 1231, so dass also die Todesfälle der Städte einen Procentsatz von 8,36, die des platten Landes einen solchen von nur 7,39 darstellen.

Tabelle XXIII.

	1875			1876		
	Gesammtsterblichkeit.	An Diphtherie gestorben.	pCt.	Gesammtsterblichkeit.	An Diphtherie gestorben.	pCt.
Städte	1231	103	8,36	1099	95	8,64
Plattes Land . . .	1231	91	7,39	983	69	7,02
Summa . .	2462	194	7,87	2082	164	7,87

Vorstehende kleine Tabelle verdeutlicht das gegenseitige Verhältniss der beiden Jahre. Hiernach weisen die Städte überhaupt mehr Todte an Diphtherie auf, als das Land, übertreffen letzteres aber 1876 verhältnissmässig noch mehr als im Vorjahre.

Sehr prägnant gestaltet sich die Mortalität der Diphtherie in den einzelnen Kreistheilen, unter welchen den bei weitem grössten Antheil unstreitig der Kreistheil Freienwalde und zwar mit 65 Todten, d. h. fast 40 pCt. aller Diphtherie-Todesfälle hat. Ihm zunächst steht der Kreistheil Eberswalde mit 54 Todesfällen, dann der von Biesenthal und Wriezen mit 18 resp. 16, während die drei übrigen sich mit den kleinen Ziffern 5, 4 und 2 anschliessen.

Ganz anders aber stellt sich die Reihenfolge, wenn man die Todesfälle der Diphtherie mit der Gesammtsterblichkeit der einzelnen Kreistheile in Vergleich bringt.

Freilich steht auch hier leider der Kreistheil Freienwalde bei seiner Gesammtsterblichkeit von 362 mit 65 Diphtherie-Todesfällen obenan = 17,98 pCt. Dann aber zunächst folgt der Kreistheil Biesenthal mit 13,84 „
„ Eberswalde „ 8,41 „
„ Werneuchen „ 5,15 „
„ Wriezen „ 3,32 „
„ Straussberg „ 1,45 „

Tabelle

Uebersicht der Sterblichkeit im Kreise Oberbarnim pro

Kreistheile.	Masern und Rötheln.	Scharlach.	Diphtherie und Croup.	Ruhr.	Typhus.	Keuchhusten.	Kindbettfieber.	Andere Infectionskrankheiten.	Lungenschwindsucht.
I.									
1. Stadt Freienwalde.	7	—	42	—	6	2	—	—	22
2. Plattes Land.	3	—	23 9 Alt-Kiez 5 Köthen 9 Alt-Ranft	—	5 4 Köthen 1 Alt-Ranft	—	1 Köthen	1 Rose in Alt-Ranft	14 5 Alt-Kiez 5 Köthen 3 Alt-Ranft 1 Alt-Tornow
Summa	**10**	—	**65**	—	**11**	**2**	**1**	**1**	**36**
II.									
1. Stadt Wriezen.	1	—	8	—	16	—	8	—	21
2. Plattes Land.	1 Kerstenbruch	8 Kerstenbruch	8 zerstreut	3 2 Kerstenbruch 1 Alt-Wriezen.	9 3 Kerstenbruch 3Alt-Wriezen	1 Neu-Trebbin	3 1 Kunersdorf 1 Alt-Wriezen 1 Alt-Friedland	1 Kerstenbruch Pyämie	28 10 Kerstenbruch 7 Alt-Wriezen 7 Neu-Trebbin die andern zerstreut
Summa	**2**	**8**	**16**	**3**	**25**	**1**	**11**	**1**	**49**
III.									
1. Stadt Eberswalde.	—	2	28	—	13	—	1	2	43
2. Plattes Land.	4 2 Hohenfinow 2 Trampe	20 18 Hohenfinow 2 Trampe	26 6 Hohenfinow 4 Trampe 13 Heegermühle. die andern zerstreut	—	10 alle zerstreut	4 2 Trampe 2Heegermühle	—	—	20 alle zerstreut
Summa	**4**	**22**	**54**	—	**23**	**4**	**1**	**2**	**63**
IV.									
1. Stadt Biesenthal.	—	1	9	—	1	4	—	—	4
2. Plattes Land.	—	3 Grünthal	9 7 Grünthal 2 Ladeburg	—	2 1 Grünthal 1 Ladeburg	2 1 Grünthal 1 Ladeburg	—	—	4 Grünthal
Summa	—	**4**	**18**	—	**3**	**6**	—	—	8
V.									
1. Stadt Werneuchen.	—	—	4	—	2	2	—	—	1
2. Plattes Land.	—	—	1 Wilmersdorf	—	7 6 Beiersdorf 1 Buchholz	—	1 Buchholz	—	5 2 Beiersdorf 2 Buchholz 1 Wilmersdorf
Summa	—	—	**5**	—	**9**	**2**	**1**	—	**6**

XXIV.

1876 nach Todesursachen in Kreistheilen, Stadt und Land.

AcuteEntzündungen der Athmungsorgane.	Schlagfluss.	Acuter Gelenkrheumatismus.	Darmkatarrh und Brechdurchfall.	Atrophie der Kinder.	Krämpfe der Kinder.	Altersschwäche.	Verunglückung.	Selbstmord.	Mord und Todtschlag.
7	16	—	6	21	36	14	3	2	—
8 2 Alt-Kiez 2 Köthen 4 Alt-Ranft	13 davon 8 Alt-Ranft	1 Alt-Kiez	6 davon 4 Köthen	14 7 Alt-Kiez 4 Alt-Ranft	38 davon 11 Köthen 16 Alt-Ranft	13 davon 8 Köthen	1 Alt-Ranft	—	—
15	**29**	**1**	**12**	**35**	**74**	**27**	**4**	**2**	—
11	36	—	12	9	43	16	—	4	2
9 sämmtlich zerstreut	34 10 Kerstenbruch 9 Alt-Wriezen 6 Neu-Trebbin die andern zerstreut	—	3 1 Kerstenbruch 2 Neu-Trebbin	20 sämmtlich zerstreut	62 22 Kerstenbruch 10 Alt-Wriezen die andern zerstreut	37 sämmtlich zerstreut	2 1 Kerstenbruch 1 Neu-Trebbin.	4 1 Kerstenbruch 1 Alt-Wriezen. 1 Neu-Trebbin 1 Schulzendorf	—
20	**70**	—	**15**	**29**	**105**	**53**	**2**	**8**	**2**
53	30	1	25	30	62	28	8	6	—
10 alle zerstreut	15 2 Hohenfinow 10 Heegermühle	—	12 4 Hohenfinow 6 Heegermühle	30 davon 10 Heegermühle die andern zerstreut	49 21 Hohenfinow 17 Heegermühle die andern zerstreut	22 alle zerstreut	5 3 Trampe	1 Trampe	—
63	**45**	**1**	**37**	**60**	**111**	**50**	**13**	**7**	—
2	6	—	2	15	10	8	1	1	—
—	2 1 Grünthal 1 Ladeburg	—	2 Grünthal	4 3 Grünthal 1 Biesenthal-Forst	7 6 Grünthal 1 Biesenthal-Forst	3 Grünthal	—	5 3 Grünthal 2 Ladeburg	—
2	**8**	—	**4**	**19**	**17**	**11**	**1**	**6**	—
3	—	—	1	4	6	4	—	1	—
—	4 zerstreut	—	2 1 Beiersdorf 1 Wilmersdorf	2 1 Beiersdorf 1 Buchholz	14 7 Beiersdorf die andern zerstreut	12 zerstreut	—	—	—
3	**4**	—	**3**	**6**	**20**	**16**	—	**1**	—

Kreistheile.	Masern und Rötheln.	Scharlach.	Diphtherie und Croup.	Ruhr.	Typhus.	Keuchhusten.	Kindbettfieber.	Andere Infectionskrankheiten.	Lungenschwindsucht.
VI.									
1. Stadt Straussberg.	1	—	4	—	7	1	1	—	30
2. Plattes Land.	1 Batzlow	—	—	1 Garzau	3 1 Batzlow 2 Ihlow	1 Klosterdorf	1 Prötzel	—	9 5 Ihlow die andern zerstreut
Summa	**2**	—	**4**	**1**	**10**	**2**	**2**	—	**39**
VII.									
Centralkreistheil.	—	3 Brunow	2 Lüdersdorf	2 Lüdersdorf	—	—	—	—	12 8 Haselberg
Summa	—	**3**	**2**	**2**	—	—	—	—	**12**
Summa	18	37	164	6	81	17	16	4	213
Summa der Städte	**9**	**3**	**95**	—	**45**	**9**	**10**	**2**	**121**
Summa des platten Landes	**9**	**34**	**69**	**6**	**36**	8	**6**	**2**	**92**
Summa total wie oben	18	37	164	6	81	17	16	4	213

Die Städte allein und das platte Land allein für sich betrachtet, giebt in procentischem Ausdruck folgende Rangordnung:

Todesfälle an Diphtherie.

Kreistheil Freienwalde.

Stadt 19,71 pCt. Land 15,43 pCt.

Kreistheil Biesenthal.

Land 17,64 pCt. Stadt 11,4 pCt.

Kreistheil Werneuchen.

Stadt 10,80 pCt. Land 1,66 pCt.

Kreistheil Eberswalde.

Land 10,35 pCt. Stadt 7,16 pCt.

Kreistheil Wriezen.

Stadt 3,79. Land 2,95.

Man sieht also, dass an dem hohen Procentsatz des Kreistheils Freienwalde wesentlich die Stadt selbst betheiligt ist, ebenso in dem Kreistheil Werneuchen und auch, obwohl in geringerem Grade im Kreistheil Wriezen, dass aber umgekehrt in dem Kreistheil Biesenthal und Eberswalde gerade das platte Land prävalirt.

Eine interessante Uebereinstimmung ergiebt übrigens die Vergleichung der Resultate im Kreise Oberbarnim und Niederbarnim. Während bei uns die Krankheit vorwiegend den nordwestlichen und westlichen Theil des Kreises ergriffen, im östlichen dagegen von sämmtlichen

AcuteEntzündungen der Athmungsorgane.	Schlagfluss.	Acuter Gelenkrheumatismus.	Darmkatarrh und Brechdurchfall.	Atrophie der Kinder.	Krämpfe der Kinder.	Altersschwäche.	Verunglückung.	Selbstmord	Mord und Todtschlag.
19 3 1 Batzlow 2 Prötzel	15 10 5 Batzlow die andern zerstreut	1 --	6 10 5 Batzlow die andern zerstreut	8 11 5 Kloster- dorf die andern zerstreut	33 16 zerstreut	11 14 8 Prötzel die andern zerstreut	1 1 Batzlow	2 2 Prötzel	— —
22	**25**	**1**	**16**	**19**	**49**	**25**	**2**	**4**	—
5 3 Lüdersdorf	1 Brunow	—	3 2 Brunow 1 Lüdersdorf	9 4 Haselberg die andern zerstreut	10 7 Brunow	12 6 Haselberg	1 Haselberg	4 3 Brunow 1 Lüdersdorf	—
5	**1**	—	**3**	**9**	**10**	**12**	**1**	**4**	—
130 **95** **35**	182 **103** **79**	3 **2** **1**	90 **52** **38**	177 **87** **90**	386 **190** **196**	194 **81** **113**	23 **13** **10**	32 **16** **16**	2 **2** —
130	182	3	90	177	386	194	23	32	2

164 Todesfällen nur 16 verursacht hatte, hauste sie im Nachbarkreise*) genau dem endsprechend im nordöstlichen resp. östlichen Theile am verheerendsten. Der Böhr'schen Gruppe Liebenwalde mit 30 Todesfällen entspricht unser Nachbarkreistheil Eberswalde mit 54, worunter allein 13 auf den der Grenze zunächst gelegenen Standesamtsbezirk Heegermühle kommen und der Böhr'schen Gruppe Bernau mit 54 Todesfällen unser hart angrenzender Kreistheil Biesenthal mit 18, während je weiter südlich an der gemeinschattlichen Grenze entlang dort die Gruppe Alt-Landsberg und bei uns die Kreistheile Werneuchen und Straussberg immer geringere Sterblichkeit zeigen.

Den Gang der Krankheit nach den Jahreszeiten veranschauliche ich zum Schluss durch die folgende graphische Tafel.

(Vergl. Tafel J.)

Man erkennt den bösartigsten Character der Diphtherie im Januar, den sie im ganzen Jahre nicht wieder erreicht und gleichzeitig ihren niedrigsten Stand im Monat April und December.

Die Tafel zeigt zugleich die Kurve für Scharlach und Masern. Betreffs des Scharlachs würde man aus dem Vergleich seiner Kurve mit der der Diphtherie die übrigens so wohl konstatirte nahe Verwandschaft beider Krankheiten nicht bestätigt finden, wenn man nicht annehmen müsste,

---

*) Böhr, l. c. pag. 15 und 17.

dass in gar vielen Fällen der Scharlachausschlag vor den stürmischen Erscheinungen der Diphtherie so in den Hintergrund getreten sein mag, dass die Todesursache eben nur nach der letzteren angegeben worden ist.

Zur Bestätigung dieser Ansicht diene die Mittheilung, dass gerade in derselben Kreisgegend, nämlich im Westen und Nordwesten, wie die Diphtherie, so auch der Scharlach geherrscht hat. Von 37 Todesfällen kommen nur 8 auf den östlichen Standesamtsbezirk Kerstenbruch des Kreistheils Wriezen, und 3 auf den Centralkreistheil, die übrigen 26 sämmtlich auf Eberswalde und Biesenthal, hingegen auf Werneuchen und Straussberg nicht ein einziger.

In Niederbarnim betheiligen sich dem entsprechend wiederum die Gruppen Liebenwalde mit 15, (in Zerpenschleuse) und Bernau mit 8 an der Scharlachsterblichkeit, während ebenso correspondirend auch Alt-Landsberg keinen einzigen Todesfall hat.

Im Gegensatz hierzu haben sich die Masern mit ausgesprochener Vorliebe gerade vom Westen des Kreises fern gehalten. Unter den 18 Todesfällen kommen auf den Kreistheil Freienwalde allein 10, und 2 auf die östliche Gegend um Wriezen, so dass nur 4 für den Westen (Hohenfinow und Trampe) und zwei für den Süden (Straussberg und Batzlow) übrig bleiben.

Die graphische Tafel zeigt, dass die Epidemie im ersten Semester des Jahres unbedeutend und gutartig gewesen, im August und September aber gestiegen ist, und im letzten Quartal wieder erheblich nachgelassen hat.

Weit ernster ist jedoch im Kreise der Typhus aufgetreten. Die Kurve zeigt, wie derselbe eigentlich im ganzen Jahre nicht ausgegangen ist, im April die meisten, im December die wenigsten Opfer gefordert hat.

Von den 81 Todesfällen (= 3,89 pCt.), die immerhin durch den Umstand eine gewisse Beachtung verdienen, dass hinter ihnen pp. zwischen 2 und 300 Erkrankungen im Jahre stehen, entfallen dieses Mal die meisten nämlich 44, also über die Hälfte, auf den Osten und Süden des Kreises: ein Resultat, zu welchem neben Wriezen und seiner Umgebung gerade der dünnbevölkertste Theil des ganzen Kreises, nämlich Werneuchen und Umgegend mit 9,27 pCt. beigetragen hat, wohingegen der Westen, also Eberswalde und Biesenthal nebst Umgegend nur mit 3,36 pCt. zur Gesammtzahl der Gestorbenen beider Kreistheile engagirt ist, Freienwalde und Umgegend aber gar nur auf der niedrigen Stufe von 3,03 pCt. steht.

Die Städte allein betrachtet hatte

Wriezen	7,58	pCt.
Straussberg	4,16	„
Eberswalde	3,32	„
Freienwalde	2,81	„

an Typhustodten geliefert. Sie prävaliren somit zusammengenommen über das platte Land. Denn bei 45 Todesfällen an Typhus und 1099 Gesammtgestorbenen ergiebt sich für alle 6 Städte zusammen ein Pocentsatz von

4,09 pCt., für das platte Land dagegen bei 36 Typhustodten und 983 überhaupt Gestorbenen nur 3,66 pCt.

Stadt Wriezen und Straussberg aber bleiben für dieses Mal verhaftet für das Ueberwiegen der städtischen Typhustodtenzahl.

Wenn man erwägt, in wie seltenen Fällen der Keuchhusten zum lethalen Ende führt, so ist auch die absolute Todtenziffer von 17 auffällig. Von diesen entfielen 10 allein wieder auf den westlichen Theil des Kreises, besonders auf den Kreistheil Biesenthal, wobei ich beiläufig bemerke, dass für die von Manchem angenommene nahe Verwandtschaft zwischen Keuchhusten und Masern (ähnlich wie die zwischen Diphtherie und Scharlach), die vorliegenden Verhältnisse einen Beweis eben nicht erbracht haben, indem gerade das vom Keuchhusten stark heimgesuchte Biesenthal keinen einzigen Masernfall verzeichnet hat.

Der Keuchhusten herrschte das ganze Jahr hindurch, scheint im ersten Quartal den Nordwesten ergriffen gehabt und sich von Heegermühle in südlicher Richtung gegen Biesenthal gezogen, hier den Sommer hindurch bis in den Spätherbst hinein bestanden und endlich zum December auch Werneuchen heimgesucht zu haben.

Ein recht prägnantes Bild bietet das Vorkommen des Kindbettfiebers dar, indem von allen Todesfällen des Kreises, die Hälfte allein einer einzigen Stadt, nämlich Wriezen, zur Last fällt. Wie spätere Erhebungen herausgestellt haben, starben fast sämmtliche Frauen in der Clientel einer einzigen Hebamme, die übrigens wegen anderer Fahrlässigkeit in der Folge durch die Königl. Regierung ihres Amtes entsetzt wurde.

Wenn dieses Vorkommniss einerseits von Neuem die jetzt ziemlich allgemein angenommene Verbreitung der Krankheit durch unmittelbare Ansteckung bestätigt, so wirft es andererseits durch den Umstand, dass den Kreismedicinalbeamten erst Jahr und Tag später rein zufällig solche exorbitante Vorgänge bekannt werden können, ein unerfreuliches Licht auf den Stand der Medicinalverfassung, die ausser so manchen andern sanitätspolizeilichen Gesetzen auch auf das der hochwichtigen allgemeinen Anzeigepflicht von ansteckenden Krankheiten noch immer bis jetzt vergebens hat hoffen lassen.

Das Gros der Todesursachen durch sogenannte andere vorherrschende Krankheiten imponirt zuvörderst durch die hohe Ziffer der Todesfälle an Krämpfen der Kinder und an Lungenschwindsucht. Was die erstgenannte Kategorie betrifft, so wird ihr ein eingehendes Interesse erst dann gewidmet werden können, wenn die längst ersehnte, vielfach erbetene, bestimmt verheissene, aber noch immer nicht gewährte gesetzliche allgemeine Leichenschau, die bis jetzt zu schwankende und unzuverlässige Terminologie wesentlich geläutert und gesichert haben wird. So lange aber die Standesämter sich begnügen müssen, die Angabe der Angehörigen, ihre Kinder seien an „Krämpfen“ gestorben pure, anzunehmen, lohnt sich ein Vertiefen in die Resultate dieser Todesart nicht.

Dasselbe, um diesen Punkt sogleich mit zu erledigen, gilt von der zweifelhaften Bezeichnung „Schlagfluss" als Todesursache. Erst die hoffentlich, wo irgend angänglich, von Aerzten besorgte Leichenschau, wird auch in dieses Chaos Licht bringen durch Trennung der symptomatischen, so zu sagen äusserlich sichtbaren von der eigentlichen, inneren, wirklichen Todesursache und so wahrscheinlich der Kategorie der Gehirnkrankheiten ein grosses, jetzt dem „Schlagfluss" und den „Krämpfen" anheimfallendes Contingent zuverlässiger zuführen.

Wesentlich sicherer darf die Statistik sich in den Angaben der an Darmkatarrh und Brechdurchfall Gestorbenen fühlen, weil die Erscheinungen, unter denen die Kranken erliegen, zu sehr in die Sinne fallen, um anderer willkürlicher Deutung seitens der Angehörigen Raum zu geben.

Von den im Ganzen 90 Todesfällen vertheilen sich auf die Städte zusammen 52, und zwar kommen auf

Eberswalde	25
Wriezen	12
Freienwalde	6
Straussberg	6
Biesenthal	2
Werneuchen	1
Summa	52

Das Land betheiligt sich dagegen nur mit 38, d. h. mit 42,22 pCt.,
Die Städte mit . . . . 57,77 „
zur Gesammtzahl ihrer Todten.

Man bemerkt, wie ausserordentlich ungünstig das Loos für die beiden Städte Eberswalde und Wriezen in dieser Beziehung gefallen ist. Eberswalde hat hiernach zu seiner Gesammtsterblichkeit (391) 6,39 pCt.
verloren. Wriezen . . . . 5,69 „
dagegen Straussberg . . . . 3,57 „
Freienwalde . . . . 2,81 „
Werneuchen . . . . 2,70 „
Biesenthal . . . . 2,53 „

Eine andere ganz auffällige Erscheinung ist die, dass von den 38 ländlichen Todesfällen nur 3 in Standesamtsbezirken mit ganz entschiedenem Bruchcharacter (Neu-Trebbin und Kerstenbruch) 2 andere in sogenannten Randdörfern, und zwar in entschieden mehr dem Bruch zugehörigen Standesämtern Alt-Ranft und Alt-Kietz vorgekommen sind, dass aber die übrigen 33 Todesfälle sämmtlich der ausgesprochensten Höhe angehören. Von diesen kommen wieder 20 ganz entschieden auf den Westen des Kreises, speciell auf den Kreistheil Eberswalde, im welchem sich die Standesamtsbezirke Heegermühle und Hohenfinow am ungünstigsten auszeichnen, während die übrigen 13 sich gleichmässig auf den Kreis vertheilen.

Wie die Darmkatarrhe sich in den Jahreszeiten verhalten, lehrt die hierzu gehörige graphische Tafel.

(Vergl. Tafel K.)

Ganz vereinzelt in den ersten 6 Monaten erreichen sie plötzlich mit dem Eintritt der heissen Jahreszeit eine abnorm hohe Sterbeziffer, um im Herbst sofort wieder auf das frühere, geringe Maass zurückzugehen. Es ist nur der Monat August, der den Kindern (die Zahl der an Darmkatarrhen gestorbenen Erwachsenen ist dagegen ganz verschwindend klein) durch diese Krankheit gefährlich wird. Er wird es aber bemerkenswerther Weise nicht durch Darmkatarrhe allein.

Man findet nämlich auch den Gang der Todesfälle an sogenannter Kinderatrophie graphisch auf derselben Tafel K. dargestellt, d. h. sowohl der Kinder, welche bald nach der Geburt an Lebensschwäche, als auch derer, die in späteren Monaten und Jahren an allgemeiner Atrophie zu Grunde gegangen sind, und drittens enthält dieselbe Tafel auch die Kurve der an „Krämpfen" Gestorbenen.

In allen drei Kurven, für Krämpfe, Atrophie und Darmkatarrhe, bemerkt man während der ersten 5 Monate des Jahres ein unregelmässiges Steigen und Fallen. Aber kaum ist der Mai vorüber, so bereitet sich in allen dreien die augenfälligste Tendenz zum Steigen vor, die im Juli einen noch höheren Ausdruck, im August den ausgesprochensten Höhepunkt erreicht. Dann aber sofort abfallend, sobald der September beginnt, bezeichnen alle drei durch die ferneren Monate wieder eine ebenso übereinstimmende Verminderung der Kindersterblichkeit.

Diese Congruenz in drei der Kinderwelt gefährlichsten Krankheitsgruppen, möchte auf eine gleiche Uebereinstimmung auch in den Bedingungen der letzteren hinweisen. Und in der That werden einerseits atrophische Kinder, die zu ihrer ohnehin dürftigen Existenz vor allen Dingen der vollen Integrität der Verdauungsorgane bedürfen, gerade am leichtesten erliegen in der heissen Jahreszeit, welche Darmkatarrhe erzeugt und begünstigt. Andererseits dürfte der von Vielen behauptete enge Connex der Eklampsie mit gestörter Verdauung in der übereinstimmend hohen Mortalität beider Krankheitsgruppen während der heissen Sommermonate eine weitere Stütze finden.

Endlich bedürfen die Todesfälle an acuten und chronischen Leiden der Athmungsorgane ihrer Wichtigkeit nach noch einer eingehenden Würdigung.

Die Gesammtzahl der an acuten Enzündungen dieser Organe Gestorbenen hat die hohe Ziffer von 130 pro 1876 erreicht, oder 6,24 pCt. zur Gesammtzahl aller Leichen im Kreise. Dieser hohe Procentsatz bezeichnet gegen das Jahr 1875 (5,44 pCt.) eine erhebliche Vermehrung, so wie er ebenfalls den des Nachbarkreises Niederbarnim (4,57 pCt.) weit übersteigt. Ich halte indess diese Auffälligkeit für wesentlich durch den Umstand erklärt, dass wir in unserm Kreise zwei der grössten öffentlichen Anstalten besitzen: die Land-Irren-Anstalt zu Eberswalde und die Land-

Armen-Anstalt zu Straussberg, deren Insassen ein ungemein grosses Contingent gerade zu den Todesfällen an Lungenkrankheiten stellen, obwohl man den hier Gestorbenen der Natur der Sache nach nur einen zufälligen Einfluss auf die Kreis-Mortalität zugestehen darf, weil die Kranken und Insassen dieser Anstalten denselben von aussen her zugeführt, theils die Anlage zu Lungenkrankheiten bereits mitbringen, wie z. B. die der Correctionsanstalt zu Straussberg überwiesenen professionellen Landstreicher, theils schon unter besonderen Bedingungen verschlechterter Ernährung stehen, die durch jahrelangen Aufenthalt in geschlossenen Anstalten gerade zur Entwickelung von Lungenkrankheiten erfahrungsgemäss führen.

Dieser Umstand verdient bei den nachfolgenden Mittheilungen eine besondere Rücksicht. Von den 130 Todesfällen kommen nur 35 auf das platte Land, hingegen 95 auf die Städte und zwar starben:

in Eberswalde	53,	davon in der Land-Irren-Anstalt und im städtischen Lazareth daselbst zusammen	29
„ Straussberg	19,	davon in der Land-Armen-Anstalt und im städtischen Lazareth daselbst zusammen	9
„ Wriezen	11,	davon im städtischen und Garnison-Lazareth .	2
„ Freienwalde	7	Summa:	40
„ Werneuchen	3		
„ Biesenthal	2		
Summa:	95 = 8,64 pCt.		

Wie ungüustig schon hiernach Eberswalde und Straussberg stehen, ist ersichtlich.

Allein zieht man auch die in den Kranken-Anstalten Gestorbenen ab, so bleibt immer noch dieselbe Rangordnung bestehen, nämlich

Eberswalde	mit	24	Todten	= 6,13 pCt.
Straussberg	„	10	„	= 5,95 „
Wriezen	„	9	„	= 4,26 „
Freienwalde	„	7	„	= 3,28 „
Werneuchen	„	3	„	
Biesenthal	„	2	„	
	Summa:	55	Todte	= 5,00 -

so dass trotzdem Eberswalde und Straussberg den wesentlichsten Antheil an der betreffenden Sterblichkeit der Städte behalten.

Die Summe aller Todesfälle in den Städten beziffert sich hiernach immer noch auf 55 = 5,00 pCt. der in ihnen total Gesorbenen gegen 35 auf dem platten Lande (= 3,56 pCt.), so dass also die Städte um 1,44 pCt. mehr Menschen an acuten Entzündungen der Athmungsorgane verloren haben, als das platte Land.

Das Liniendiagramm der Tafel K gewährt ein anschauliches Bild auch von der Zahl der Todesfälle nach den Jahreszeiten. Hiernach hat die meisten Opfer gefordert das erste Quartal, wiewohl dasselbe nicht eben durch solche Witterungsverhältnisse ausgezeichnet war, die sonst erfahrungsgemäss zu Lungenkrankheiten disponiren, im Gegentheil den ganzen Februar und März hindurch bei anhaltenden Süd- und Westwinden ganz ungewöhnlich viel Feuchtigkeit und Niederschläge aufwies. Dem zunächst folgte das zweite, dann das vierte, und am wenigsten Todte brachte, wie gewöhnlich, das dritte Quartal, der Hochsommer. Absolut die meisten Todesfälle hatten die Monate März und Januar, die wenigsten der Juli.

In einem gewissen Gegensatz zur Linie dieser Todesfälle zieht die der Lungenschwindsucht dahin. Beide führen, wie das Diagramm zeigt, bis zu den Sommermonaten eine offenbare Gegenbewegung aus; die Todesfälle der Schwindsucht, gerade im ersten Quartal geringer, mehren sich stetig vom März an bis August, lassen dann auffallend schnell nach, um sich nur nochmals im November zur höchsten Höhe zu erheben. Hierbei sei des auffälligen, an diesem Verhalten vielleicht nicht ganz schuldlosen Characters dieses Monats gedacht, der an Temperaturschwankungen so reich war, dass er z. B. in 4 Tagen von —8° R. zu +6° R. wechselte und ausserdem die bösen Folgen der Octoberschwankungen (innerhalb 8 Tagen von +20° R. bis zu —1° R.) mit auf sein Conto zu nehmen hatte. Daher mag es kommen, dass die wenigsten und die meisten Todesfälle im ganzen Jahre gerade die beiden nebeneinanderliegenden Monate October und November hatten.

Im ganzen Jahre starben an Lungenschwindsucht 213 = 10,23 pCt. zur Gesammtzahl aller Gestorbenen. Im Jahre 1875 starben total 209 oder bei 2462 Gestorbenen = 8,48 pCt.; mithin hat die Schwindsucht pro 1876 um 1,75 pCt. mehr Opfer gefordert, als im Vorjahre. Von den Todten pro 1876 kommen auf das platte Land 92, auf die Städte zusammen 121, (= resp. 11,01 pCt. und 9,36 pCt.). Sonach würden in den Städten mehr Schwindsuchtkranke (und zwar 1,65 pCt. mehr) dem Tode zum Opfer fallen, als auf dem platten Lande: ein Verhältniss, das pro 1875 sein Analogon findet in dem Uebergewicht der Städte über das platte Land um 1,05 (7,96 pCt. Städte, 9,01 pCt. plattes Land). Allein, um das Urtheil gebührend frei zu halten, ist es aus den oben angeführten Gründen geboten, auch hier wieder die Fälle auszuscheiden, die auf die Krankenhäuser kommen, so dass die Todten der Land-Irren-Anstalt zu Eberswalde mit 19, die der Land-Armen-Anstalt zu Straussberg mit 17, die des städtischen und Garnison-Lazareths zu Wriezen mit 4, zusammen 40 die Zahl der in den Städten Gestorbenen auf 81 reduciren.

Indem diese 81 einen Procentsatz von 7,37 repräsentiren gegen 9,36 pCt. des platten Landes, ergiebt sich das auffällige Resultat der um 2 pCt. grösseren Sterblichkeit an Schwindsucht auf dem platten Lande als in der Stadt.

Die Städte aber unter einander allein verglichen nehmen folgende Rangordnung ein (excl. Kranken-Anstalten):

Freienwalde	hatte	22	Todesfälle	= 10,33 pCt.
Wriezen	„	17	„	= 8,06 „

Straussberg	hatte 13	Todesfälle	=	7,74	pCt.
Eberswalde	„ 24	„	=	6,13	„
Biesenthal	„ 4	„	=	5,00	„
Werneuchen	„ 1	„	=	2,70	„

so dass dieses Mal wieder Freienwalde unter den grösseren Städten des Kreises am ungünstigsten, Eberswalde am günstigsten steht.

Dem Geschlecht nach starben 120 männliche und 93 weibliche Personen pro 1876, also um 12,68 pCt. mehr von jener Kategorie. Auch 1875 musste die männliche Bevölkerung einen grösseren Tribut dieser verderblichen Krankheit zollen, als die weibliche, und sogar verhältnissmässig noch mehr als 1876, indem die Procentziffern mit 59,80 pOt. männlicher und 40,19 pCt. weiblicher Todesfälle, der männlichen Bevölkerung ein Uebergewicht von 19,61 pCt. überliessen.

Da endlich für die Lungenschwindsucht das Lebensalter der Gestorbenen von einiger Bedeutung ist, so lasse ich die Ergebnisse pro 1875 und 1876 in gegenseitigem Vergleich folgen.

Lungenschwindsuchts-Sterblichkeit des Kreises Oberbarnim pro 1875 und 1876 nach Altersklassen.

Tabelle XXV.

	1875.		1876.	
		Todesfälle.		Todesfälle.
1.	30—40 Jahr	45	30—40 Jahr	43
2.	40—50 „	44	60—70 „	36
3.	60—70 „	38	50—60 „	34
4.	50—60 „	34	40—50 „	33
5.	20—25 „	14	20—25 „	20
6.	25—30 „	12	25—30 „	13
7.	15—20 „	12	70—80 „	9
8.	70—80 „	7	10—15 „	8
9.			15—20 „	7
10.			5—10 „	4
11.			1—5 „	3
12.			Unbekannten Alters	3
			Summa:	213

In beiden Jahren ist dem Untergange an dieser Krankheit am meisten ausgesetzt das Lebensalter von 30—40 Jahr, demnächst die höheren Altersstufen bis zum 70. Jahre, während erst viel spätere Rangstufen einnimmt das Alter von der Pubertät an bis in die Jahre der Zwanziger: ein Beweis von der characteristischen Chronicität dieser Krankheit, die ihre Opfer langsam durch das Leben schleppt, nachdem sie ihnen im zeugungsfähigen Alter noch die traurige Gelegenheit gegeben hat, den zerstörenden Keim in folgende Generationen zu pflanzen.

Zum Schluss gebe ich noch eine graphische Darstellung der Todesfälle an denjenigen Krankheiten, denen die Erwachsenen und Kinder im Jahre 1876 der Zahl nach am meisten zum Opfer gefallen sind.

Dies sind für die Erwachsenen die Krankheiten der Athmungsorgane, Tuberkulose und acute Entzündung der Lungen, für die Kinder aber die Darmkatarrhe, die Atrophie und die Krämpfe zu einem ganzen Bilde vereinigt, weil sie, wie bemerkt, in ihrem Auftreten nach Jahreszeiten, ihrem Steigen und Fallen eine gewisse Aehnlichkeit verrathen.

(Vergl. Tafel L.)

Man erkennt den Antheil, den jede der gezeichneten Kategorien an der Gesammtsterblichkeit gehabt hat. Im ganzen steht die Sterblichkeit an acuten Entzündungen der Athmungsorgane der an Lungenschwindsucht in allen Monaten nach, übertrifft sie aber im Januar und März. Dies sind auch die beiden Monate, in denen die Sterblichkeit an diesen Krankheiten überhaupt am grössten ist, während für die Lungenschwindsucht der November die meisten Opfer forderte.

Sehr bezeichnend ist ferner das Verhalten der Kindertodesfälle zur Gesammtsterblichkeit.

Während in den ersten 5 Monaten beide ziemlich gleichmässig steigen und fallen, ist im Juni die Sachlage auf einmal verändert. Die allgemeine Sterblichkeit fällt, aber die der Kinder steigt, noch mehr im Juli, am meisten im August, worauf dann ein plötzlicher Rückgang im September erfolgt und eine Verminderung der Kinder-Todesfälle bis zum Jahresschluss bemerklich ist.

Von den bis jetzt nach Todesursachen bearbeiteten Todesfällen sind in Krankenhäusern vorgekommen nach Ausweis der Generaltabelle 137 = 6,58 pCt. zur Gesammtzahl der Gestorbenen im Kreise. Den Jahreszeiten nach starben im ersten Quartal die meisten nämlich 49, im zweiten Quartal 40, im dritten 26 und im vierten 22. Hier wiederholt sich dieselbe Erfahrung: die Krankenhäuser beherbergen fast keine Kinder als Pfleglinge, sondern meist nur Erwachsene; daher ist die Sterblichkeit in den heissen Sommermonaten auffallend gering und umgekehrt am grössten in den ersten Monaten des Jahres Januar bis April, die durch Krankheiten der Athmungsorgane gerade den Erwachsenen am verderblichsten geworden sind.

Und in der That correspondirt hiermit die auffällige Thatsache, dass in unseren Krankenanstalten die grössere Hälfte der Gesorbenen an acuten und chronischen Lungenkrankheiten zu Grunde gegangen ist. (Vgl. ob. S. 56).

Es kommen also von allen in Krankenhäusern Gestorbenen 54,74 pCt. auf Todesfälle an Lungenkrankheiten, und zwar an acuten und chronischen ziemlich gleichmässig vertheilt.

Tabelle XXVI.

Es starben 1876	an Lungenschwindsucht.	an acuten Lungenkrankheiten.
In der Land-Irrenanstalt zu Eberswalde	16	26
Im städtischen Lazareth daselbst	3	—
In der Land-Armenanstalt zu Straussberg	14	8
Im städtischen Lazareth daselbst	3	1
Im städtischen Lazareth zu Wriezen	—	1
Im Garnison-Lazareth daselbst	2	1
Summa:	38	37
	75	

Die Land-Armenanstalt zu Straussberg verlor bei ihren pro 1876 überhaupt gestorbenen 40 Personen verhältnissmässig mehr Kranke an Lungenschwindsucht (35,00 pCt.) als an acuten Lungenkrankheiten (20,00 pCt.) während sich der Verlust an Schwindsüchtigen in der Land-Irrenanstalt zu Eberswalde bei ihrem Gesammtverlust von 74 pro 1876 mit 21,62 pCt. bedeutend niedriger stellt, als der Verlust an acuten Lungenkranken mit 35,13 pCt.

Beide Anstalten halten sich, wie man sieht, in beiden Kategorien von Todesfällen das Gleichgewicht.

Die ausser den 75, den Lungenkrankheiten erlegenen Personen übrig bleibenden an andern verschiedensten Krankheiten gestorbenen 62 vertheilen sich folgendermassen:

Es kommen

auf die Land-Irrenanstalt zu Eberswalde	20
„ das städtische Krankenhaus daselbst	9
„ die Land-Armenanstalt zu Straussberg	13
„ das städtische Krankenhaus daselbst	1
„ das städtische Krankenhaus zu Wriezen . . .	15
„ das Garnison-Lazareth daselbst	2
„ das städtische Krankenhaus zu Freienwalde . .	2
Summa:	62

Unter den gewaltsamen Todesfällen haben wir pro 1876 an Verunglückungen gegen das Vorjahr (mit seinen 30 = 1,2 pCt.) nur 23 = 1,10 pCt. zu verzeichnen, davon aber verhältnissmässig mehr in den Städten, nämlich 13 (gegen 14 im Vorjahre). Hiernach hat die Stadtbevölkerung über die Hälfte der Fälle geliefert.

Den Jahreszeiten nach verunglückten die meisten Personen im vierten Quartal, nämlich 13.

Die Verunglückung im Allgemeinen fand statt

durch	Ertrinken	8 mal
	(5 Erwachsene und 3 Kinder), davon nur einmal im Monat Juni, die übrigen fünf Mal wiederum im vierten Quartal, dann einmal im März und einmal im April;	
durch	Ersticken im Kohlendunst	4 „
	(alle in Eberswalde zu drei verschiedenen Zeiten).	
„	Schlag und Fall	3 „
„	Verbrennung	3 „
„	Ueberfahren	2 „
„	Maschinen-Einwirkung	2 „
„	Verschüttung	1 „
	Summa	23.

Dem Geschlechte nach vertheilten sich die Fälle auf 16 Männer, 4 Frauen und 3 Kinder.

Von den 16 Männern gehörten 9 dem Arbeiter-, Tagelöhner- oder Dienstknechtstande an; die übrigen waren 1 Ziegler, 1 Schmied, 1 Müller, 1 Maler, 1 Schlosser. Ein Fall betraf einen im Backofen verschütteten Bettler.

Die Zahl der 32 Selbstmorde im Kreise ist eine verhältnissmässig hohe, nämlich 1,53 pCt., denn das Jahr 1875 hatte deren nur 1,01 pCt. Ja, die Procentziffer pro 1876 übersteigt selbst die des Kreises Niederbarnim, dessen 40 Selbstmorde pro 1876 nur 1,09 pCt. bedeuten. Städte und Land theilen sich für Oberbarnim mit je 16 in die Summe der Todesfälle, die nur 2 Frauen (ertränkt) dagegen 30 Männer betrafen.

Von den Todesfällen des platten Landes kommen nur 3 auf das Bruch, 13 dagegen auf die Höhendörfer.

Dem Stande nach entleibten sich unter den 30 Männern 15, die zu den dürftigsten Tagelöhnern zählten, die übrigen 15 vertheilten sich auf Eigenthümer, Professionisten u. s. w.

Die Altersklassen waren folgendermassen betheiligt:

Es machten ihrem Leben ein Ende

in den 50er Jahren	7
„ „ 30er „	6
von 17—20 „	4
in den 40er „	4
„ „ 60er „	4
„ „ 20er „	3
„ „ 70er „	2
Summa	30

von zweien blieb das Alter unbekannt.

Es hatten 11 im vierten Quartal ihr Ende gesucht,
8 „ zweiten „
7 „ dritten „
6 „ ersten „

Summa: 32.

Und was die Selbstmordarten betrifft, so war, wie erfahrungsmässig, auch in unserm Kreise die durch Erhängen die beliebteste,

die	22	mal gewählt wurde.
durch Erschiessen .	3	„
durch Ertränken . .	3	„
unbekannt geblieben	4	„
Summa:	32	

Ich habe oben auf Tabelle I. das Wachsthum des Kreises Oberbarnim und seine Verluste durch Tod in den letzten 15 Jahren übersichtlich zusammengestellt. Während dort aber nur von Jahr zu Jahr die Summen der Gestorbenen angegeben sind, lasse ich jetzt eine Tabelle folgen, welche diese grosse Summen in Theilsummen nach Todesursachen aufgelöst enthält. Die absoluten Todtenzahlen sind sämmtlich nach den amtlichen Quellen der Hefte der preussischen Statistik ermittelt. Allein da sie einen genauen Vergleich mit der Gesammtzahl der Gestorbenen nur schwer zulassen, so habe ich für sie alle die procentischen Werthe berechnet. Diese relativen Zahlen ermöglichen nun, die Zu- oder Abnahme der Todesfälle nach Todesursachen wenigstens für die ersten 13 Jahre auf das Genaueste zu verfolgen.

Leider ist es nicht möglich wegen der viel zu allgemein gehaltenen Nomenclatur „innere acute“, „innere chronische Krankheiten“ und „sonstige Todesursachen“ einen irgend verwerthbaren Vergleich auch mit 1875 und 1876 anzustellen. Für 1875 hat nämlich das Kgl. statistische Bureau eine weit detaillirtere Eintheilung der Todesursachen adoptirt*), und für 1876 habe ich für mein Theil meine Terminologie jenem Muster möglichst anzupassen gesucht.

Indem es also vor allen Dingen nach den gedachten älteren Heften des amtlichen Quellenwerks nicht möglich ist, die so höchst wichtige Kindersterblichkeit, die an den sogenannten „acuten, inneren Krankheiten“, wahrscheinlich stets den grössten Antheil hat, von der der Erwachsenen zu

---

*) Vergleiche das neueste Heft der preussischen Statistik XLIII. Berlin 1875.

trennen, indem es ferner nicht gestattet ist, die statistischen Resultate der wichtigsten Todesursachen, z. B. der Diphtherie, des Scharlachs, der Pocken u. s. w. aus dem Gros der „innern acuten Krankheiten“ herauszulesen, indem endlich der unliebsame Zweifel bestehen bleibt, welche Krankheit nach jener Nomenclatur zu den „innern chronischen“, welche zu den „sonstigen Todesursachen“ zu zählen ist, hat jene Zusammenstellung nur einen recht bebedingten statistischen Werth.

Gleichwohl habe ich geglaubt, ihr hier eine Stelle geben zu sollen, weil sie erstens doch wenigstens den Vergleich der ersten 13 Jahre untereinander nach einem conformen Modus gestattet und dann, weil wenigstens gewisse, präciser characterisirte Todesursachen auch einen Vergleich mit 1875 und 1876 zulassen, und die Reihe der von mir berechneten Relativzahlen doch immerhin manches interessante Resultat liefert.

(Vergl. Tabelle XXVII.)

So sehen wir z. B. die Todtenzahl der lebensschwach geborenen und atrophischen Kinder von 1866 an mit jedem Jahre langsam zunehmen, aber im Jahre 1870 plötzlich einen Sprung um mehr als 4 pCt. machen, der einigermasssen überrascht, weil wir während der ganzen 13 Jahre nie wieder eine so abnorm hohe Kindersterblichkeit gehabt haben, der aber vielleicht erklärt wird durch die Erwägung, wieviel psychischen Antheil an der mangelhaften Ausbildung der intrauterinen Nachkommenschaft und wieviel physischen an dem Hinsiechen der neugeborenen Kinder die Einberufung der waffenfähigen Mannschaft zu den Fahnen im deutschfranzösischen Kriege gehabt haben mag.

Unter demselben Einfluss steht auch noch das Jahr 1871 mit seiner hohen Procentziffer von 10,86; aber wie mit einem Schlage kehrt sich das Verhältniss ins Gegentheil um im Jahre 1872. Des Krieges Stürme haben der Ruhe des Friedens Platz gemacht, und die Procentziffer der bedrohten Sänglinge sinkt unter die Norm bis zu 5,51 pCt.

Ich greife ferner als besonders auffällig aus der Tabelle heraus die ungeheuer hohe Relativzahl der inneren acuten Krankheiten pro 1866 mit 45,12 pCt., wie sie gleichfalls während der 13 Jahre nicht wieder erreicht ist und erinnere nur daran, dass dieses Ergebniss unstreitig der Cholera zur Last fällt, woran der Kreis allein 311 Menschen verloren hat.

Aehnlich verhält es sich mit dem Jahre 1872, dessen abnorm hohe Procentziffer (43,24 pCt.) aus der Pocken-Epidemie resultirt, die dem Kreise 211 Menschenlehen geraubt hat.

Besser als die ersten 13 Jahre lassen sich die zwei letzten 1875 und 1876 für unsern Kreis vergleichen, weil, wie bemerkt, das amtliche Quellenwerk*) über 1875 detaillirteres Material bringt.

Da aber zugleich für die übrigen 15 Kreise des Regierungsbezirks zum ersten Male in so genauer Weise die Sterblichkeit nach Todesursachen

*) l. c. Heft XLIII. pag. 270 Kreis Oberbarnim.

Tabelle

Uebersicht der nach den amtlichen Quellen ermittelten, nach barnim während der (Absolute und

	1862.	1863.	1864.	1865.	1866.	1867.
Gestorben überhaupt (incl. Todtgeborene)	1547	1573	1711	2042	2136	1817
Todtgeboren	101	139	141	137	128	141
Gestorben überhaupt (excl. Todtgeborene)	1446	1434	1570	1905	2008	1676
Lebensschwäche und Atrophie der Kinder	116 **8,02**	113 **7,88**	122 **7,77**	160 **8,40**	139 **6,92**	143 **8,53**
Schwangerschaft und Kindbett	17 **1,17**	11 **0,67**	17 **1,08**	15 **0,78**	16 **0,79**	20 **1,19**
Innere acute Krankheiten..	433 **29,94**	431 **30,04**	425 **27,07**	735 **38,58**	906 **45,12**	551 **32,87**
Innere chronische Krankheiten	441 **30,49**	469 **32,69**	507 **32,29**	535 **28,08**	487 **24,25**	466 **27,80**
Alterschwäche	144 **9,95**	135 **9,41**	184 **11,72**	159 **8,34**	154 **7,66**	165 **9,84**
Verunglückung	31 **2,14**	16 **1,11**	33 **2,10**	28 **1,47**	37 **1,84**	32 **1,90**
a. männlich	24	11	28	23	32	27
b. weiblich	7	5	5	5	5	5
Selbstmord	13 **0,89**	10 **0,69**	14 **0,89**	22 **1,15**	25 **1,24**	31 **1,85**
a. männlich	8	6	11	18	22	21
b. weiblich	5	4	3	4	3	10
Mord und Todtschlag	3 **0,20**	— —	2 **0,12**	1 **0,05**	1 **0,05**	1 **0,06**
Gewaltsamer Tod überhaupt	47 **3,25**	26 **1,81**	49 **3,12**	51 **2,67**	63 **3,13**	64 **3,81**
Sonstige Todesursachen ...	248 **17,15**	249 **17,36**	266 **16,94**	250 **13,12**	243 **12,10**	277 **16,52**
Summa wie oben:	1446	1434	1570	1905	2008	1676

amtlich bekannt gemacht ist, so lag die Versuchung für mich sehr nahe, den Kreis Oberbarnim auch mit ihnen zu vergleichen. Diese Ergebnisse

(Vergl. Tabelle

---

*) Preussische Statistik (amtliches Quellenwerk) Heft X (1862—1854), Heft

XXVII.

Todesursachen geordneten Zahl der Todesfälle im Kreise Ober-
letzten 15 Jahre.*)
relative Zahlen.)

1868.	1869.	1870.	1871.	1872.	1873.	1874.	1875.	1876.
2041	1908	1866	1927	2215	2258	2073	2577	2235
121	123	106	114	113	124	136	115	153
1920	1785	1760	1813	2102	2134	1937	2462	2082
179	177	249	197	116	228	188	236	177
9,32	**9,91**	**14,14**	**10,86**	**5,51**	**10,68**	**9,70**	**9,58**	**8,50**
24	26	17	18	26	19	17	30	16
1,25	**1,45**	**0,96**	**0,99**	**1,23**	**0,89**	**9,87**	**1,21**	**0,76**
740	626	544	652	909	824	646	—	—
38,54	**35,07**	**30,90**	**35,96**	**43,24**	**38,61**	**33,35**	—	—
490	503	466	470	530	553	502	—	—
25,52	**28,18**	**26,47**	**25,86**	**25,21**	**25,91**	**25,91**	—	—
162	177	169	193	155	200	175	184	194
8,44	**9,09**	**9,60**	**10,64**	**7,37**	**9,37**	**9,03**	**7,47**	**9,30**
21	33	35	32	35	27	28	30	23
1,09	**1,84**	**1,98**	**1,76**	**1,66**	**1,26**	**1,44**	**1,21**	**1,10**
—	—	—	—	—	—	—	23	19
—	—	—	—	—	—	—	7	4
27	15	25	18	20	17	28	25	32
1,40	**0,84**	**1,72**	**0,99**	**0,95**	**0,79**	**1,44**	**1,01**	**1,53**
—	—	—	—	—	—	—	24	30
—	—	—	—	—	—	—	1	2
—	2	1	4	—	2	4	2	2
—	**0,11**	**0,05**	**0,22**	—	**0,09**	**0,20**	**0,08**	**0,09**
48	50	61	54	55	46	60	57	57
2,50	**2,80**	**3,46**	**2,97**	**2,61**	**2,15**	**3,09**	**2,31**	**2,73**
277	226	254	229	261	264	349	—	—
14,42	**12,66**	**14,43**	**12,62**	**12,41**	**12,37**	**18,01**	—	—
1920	1785	1760	1813	2102	2134	1937	2462	2082

habe ich in der Schlusstabelle zusammengestellt, und auch der Vergleichung halber die Resultate des Jahres 1876 für den Kreis Oberbarnim beigefügt. XXVIII.)

XVII (1865—1867), Heft XXIX (1868—1871), Heft XXXVI (1872—1874 Heft XLII (1875).

Tabelle

Uebersicht der Sterblichkeit nach Todesursachen in den sämmt-

Oberbarnim

Todesursachen.	Prenzlau.	Templin.	Angermünde.	Beeskow-Storkow.	Jüterbogk-Luckenwalde.	Zauche-Belzig.	Ost-Havelland
Ueberhaupt gestorben	1449	1046	1805	1134	1529	2076	2413
Lebensschwäche und Atrophie der Kinder.	136 **9,38**	105 **10,08**	157 8,70	95 8,37	178 **11,64**	174 8,38	258 **10,69**
Im Kindbett gestorben	8 **0,55**	13 **1,24**	17 **0,94**	7 **0,61**	5 **0,32**	19 **0,91**	26 **1,07**
Pocken	1 **0,06**	— —	1 **0,05**	— —	— —	2 **0,09**	2 **0,08**
Masern und Rötheln	4 **0,27**	3 0,28	5 **0,27**	14 **1,23**	2 **0,13**	12 **0,57**	36 **1,49**
Scharlach	30 **2,07**	10 **0,95**	43 2,38	2 **0,17**	8 **0,52**	153 **7,37**	49 **2,03**
Diphtherie uud Croup	106 **7,31**	88 8,41	143 **7,92**	45 **4,00**	103 **6,73**	166 8,00	143 **5,92**
Keuchhusten............	29 **2,00**	4 **0,38**	25 **1,38**	39 **3,43**	21 **1,37**	61 **2,93**	9 **0,37**
Typhus	45 **3,10**	33 **3,16**	63 **3,49**	42 **3,70**	40 **2,61**	55 **2,65**	61 **2,52**
Ruhr	13 **0,90**	7 **0,66**	4 **0,22**	4 **0,35**	62 **4,05**	19 **0,91**	26 **1,07**
Darmcatarrh und Brechdurchfall.	89 **6,14**	76 **7,26**	92 **5,09**	55 **4,85**	31 **2,02**	69 **3,32**	272 **11,27**
Acuter Gelenkrheumatismus	10 **0,69**	5 **0,47**	11 **0,60**	2 **0,17**	4 **0,26**	4 **0,19**	8 **0,33**
Lungenschwindsucht	142 **9,80**	111 **10,61**	172 **9,52**	127 **11,20**	164 **10,72**	155 **7,46**	187 **7,74**
Acute Entzündung der Athmungsorgane.	44 **3,03**	34 **3,26**	61 **3,38**	60 **5,29**	65 **4,25**	116 **5,59**	111 **4,06**
Schlagfluss	120 8,28	72 **6,88**	118 **6,53**	118 **10,40**	95 **6,21**	134 **6,45**	135 **5,59**
Krämpfe	201 **13,87**	138 **13,20**	351 **19,44**	145 **12,78**	221 **14,45**	369 **17,77**	457 **18,94**
Alterschwäche	167 **11,52**	132 **12,62**	181 **10,02**	131 **11,55**	170 **11,11**	200 **9,63**	195 8,08
Verunglückung..........	37 **2,55**	15 **1,43**	35 **1,94**	11 **0,97**	16 **1,04**	18 **0,86**	45 **2,86**
Selbstmord	10 **0,69**	7 **0,66**	15 **0,83**	7 **0,61**	12 **0,78**	15 **0,72**	23 **0,95**
Mord und Todtschlag	— —	1 **0,09**	1 **0,05**	— —	1 **0,06**	— —	3 **0,12**
Andere Todesursachen	91 **6,28**	49 **4,68**	90 **5,00**	31 **2,73**	87 **5,69**	96 **4,62**	120 **4,97**
Nicht angegebene und unbekannte Todesursachen	166 **11,45**	143 **13,68**	220 **12,18**	199 **17,55**	244 **15,95**	239 **11,51**	247 **10,23**
Ueberhaupt gestorb. Summa	1449	1046	1805	1134	1529	2076	2413

XXVIII.

lichen 16 Kreisen des Reg.-Bez. Potsdam pro 1875 und im Kreise pro 1876.

West-Havelland.	Ruppin.	Ost-Priegnitz.	West-Priegnitz.	Stadt Brandenburg.	Stadt Potsdam.	Teltow.	Nieder-barnim.	Ober-barnim.	Reg.-Bez. Potsdam.	1876. Kreis Ober-barnim.
2171	2017	1829	1672	787	1099	4138	3819	2462	31478	2082
209	212	119	127	69	107	402	421	236	3008	177
9,62	**10,51**	**6,50**	**7,59**	**8,76**	**9,73**	**9,71**	**11,02**	**9,58**	**9,55**	**8,50**
19	17	13	16	4	3	45	27	30	271	16
0,87	**0,84**	**0,71**	**0,95**	**0,50**	**0,27**	**1,08**	**0,70**	**1,21**	**0,86**	**0,76**
—	1	1	1	—	—	4	15	—	28	—
—	**0,04**	**0,05**	**0,06**	—	—	**0,09**	**0,39**	—	**0,08**	—
24	2	3	12	13	—	16	12	1	148	18
1,10	**0,09**	**0,16**	**0,71**	**1,65**	—	**0,38**	**0,31**	**0,04**	**0,47**	**0,68**
35	13	135	43	14	23	101	102	60	812	37
1,61	**0,64**	**7,38**	**2,57**	**1,78**	**2,09**	**2,44**	**2,67**	**2,43**	**2,57**	**1,29**
155	176	91	148	38	36	340	300	194	2265	164
7,14	8,72	**4,97**	**8,85**	**4,82**	**3,27**	**8,21**	**7,85**	**7,87**	**7,19**	**7,87**
13	19	12	13	4	4	44	76	20	389	17
0,59	**0,94**	**0,65**	**0,77**	**0,50**	**0,36**	**1,06**	**1,99**	**0,81**	**1,23**	**0,81**
85	61	46	46	28	35	101	87	56	882	81
3,91	**3,02**	**2,51**	**2,77**	**3,55**	**3,18**	**2,44**	**2,27**	**2,27**	**2,80**	**3,89**
6	65	81	14	1	3	40	88	13	447	6
0,27	**3,22**	**4,43**	**0,83**	**0,12**	**0,27**	**0,96**	**2,30**	**0,52**	**1,42**	**0,28**
158	71	70	39	83	95	417	453	215	2370	90
7,27	**3,52**	**3,82**	**2,33**	**10,54**	**8,64**	**10,07**	**11,86**	**8,73**	**7,52**	**4,32**
6	8	2	9	—	1	11	10	8	100	3
0,27	**0,39**	**0,10**	**0,53**	—	**0,09**	**0,26**	**0,26**	**0,32**	**0,31**	**0,14**
238	203	206	166	90	150	339	254	209	2882	213
10,96	**10,06**	**11,26**	**9,92**	**11,43**	**13,64**	**8,19**	**6,65**	**8,48**	**9,15**	**10,23**
150	102	97	78	59	86	190	161	134	1568	130
6,90	**5,05**	**5,30**	**4,65**	**7,49**	**7,82**	**4,59**	**4,21**	**5,44**	**4,98**	**6,24**
100	149	106	90	53	80	154	223	181	1922	182
4,60	**7,38**	**5,79**	**5,38**	**6,73**	**7,28**	**3,72**	**5,83**	**7,35**	**6,10**	**8,74**
328	293	254	330	107	63	741	704	462	5151	386
15,10	**14,52**	**13,88**	**19,73**	**13,59**	**5,73**	**17,90**	**18,43**	**18,76**	**16,36**	**18,54**
222	262	246	181	77	95	163	229	184	2782	194
10,22	**12,99**	**13,45**	**10,80**	**13,59**	**8,64**	**3,94**	**5,99**	**7,47**	**8,83**	**9,31**
34	19	18	36	11	16	73	55	30	486	23
1,56	**0,94**	**0,98**	**2,15**	**1,39**	**1,45**	**1,04**	**1,44**	**1,21**	**1,54**	**1,10**
13	31	19	15	3	6	34	38	25	281	32
0,59	**1,53**	**1,04**	**0,89**	**0,38**	**0,54**	**0,82**	**0,99**	**1,01**	**0,89**	**1,53**
2	3	—	1	2	2	7	4	2	34	2
0,09	**0,14**	—	**0,06**	**0,25**	**0,18**	**0,17**	**0,10**	**0,08**	**0,10**	**0,09**
133	95	101	125	67	171	230	222	121	1852	244
6,12	**4,71**	**5,52**	**7,47**	**8,51**	**15,55**	**5,56**	**5,81**	**4,91**	**5,08**	**11,72**
241	215	209	182	64	123	686	338	281	3800	67
11,10	**10.65**	**11,42**	**10,88**	**8,13**	**11,19**	**16,57**	**8,85**	**11,41**	**12,07**	**3,21**
2171	2017	1829	1672	787	1099	4138	3819	2462	31478	2082

Aus dieser Tabelle lässt sich der Mortalitätszustand des Reg.-Bezirks sowohl im Ganzen, als in seinen einzelnen Theilen übersichtlich überblicken.

Die absoluten Zahlen sind dem amtlichen Quellenwerk entnommen, die relativen wiederum von mir berechnet.

Man sieht demnächst, dass der Kreis Oberbarnim in der Sterblichkeit an Lebensschwäche und Atrophie kleiner Kinder der Durchschnittszahl für den ganzen Bezirk am nächsten kommt. Er gehört nicht zu denjenigen Kreisen, die, wie Niederbarnim und Jüterbock-Luckenwalde, an dieser Todesursache so ungemein viel Kinder verloren haben.

Dagegen excellirt leider Oberbarnim in der Sterblichkeit der Wöchnerinnen. Er und der Kreis Templin streiten um diese traurige Hegemonie, und nur Ost-Havelland und Teltow kommen unter den übrigen Kreisen jenen beiden hierin am nächsten.

Von Pocken ist Oberbarnim ganz verschont geblieben, sowie auch mehrere andere Kreise des Bezirks, während die Sterblichkeit des Nachbarkreises Niederbarnim gerade hierin alle übrigen übertrifft.

Die Mortalitätsziffer für Masern ist bei uns sehr gering, und zwar die allerkleinste im ganzen Bezirk gewesen, während Brandenburg, Ost- und West-Havelland und Beeskow-Storkow die Bezirksziffer hierin sehr weit überholen.

Die Ziffer für die Scharlachsterblichkeit steht in Oberbarnim derjenigen des ganzen Reg.-Bezirks ziemlich nahe, ohne jedoch den sehr günstigen, niedrigen Stand anderer Kreise, wie Beeskow - Storkow und Jüterbock-Luckenwalde, Ruppin und Templin nur entfernt zu erreichen. Aber Oberbarnim hat andererseits wieder nicht die enorm ungünstigen Ziffern aufzuweisen, die bei Zauche-Belzig und Ost-Priegnitz so unliebsam auffallen.

Diphtherie und Croup haben 1875 im Kreise Oberbarnim verhältnissmässig viele Opfer gefordert, mehr als der Reg.-Bezirk Potsdam im Ganzen aufzuweisen hat. Die Ziffer des Kreises übersteigt selbst die des Nachbarkreises Niederbarnim, aber sie erreicht nicht die von Zauche-Belzig, Teltow, Templin, Ruppin und West-Priegnitz, wo die Krankheit anscheinend (8,85 pCt. aller Gestorbenen) mörderisch gehaust hat.

Im Keuchhusten hält sich die Sterblichkeit in Oberbarnim gleichwie in 8 übrigen Kreisen unter 1 pCt. Dagegen reden, wenn man bedenkt, in wie verhältnissmässig seltenen Fällen diese Krankheit zum Tode führt, die Sterbeziffern 2,93 pCt. und 3,43 pCt. deutlich für die Grösse der Epidemie, welcher in den Kreisen Zauche-Belzig und Beeskow-Storkow die Kinder zum Opfer gefallen sein müssen.

In der Typhusmortalität steht Oberbarnim neben Niederbarnim am niedrigsten im ganzen Bezirk, dessen Ziffer (2,80 pCt.) von den meisten übrigen überschritten wird. Die grösste Sterblichkeit bietet West-Havelland dar mit 3,91 pCt.

Die Ruhr hat nur 13 mal in Oberbarnim zum Tode geführt, und

steht in dieser Hinsicht dieser Kreis mit 5 andern verhältnissmässig günstig da, während manche, wie Jüterbock-Luckenwalde mit 4,05 pCt. und gar Ost-Priegnitz mit 4,43 pCt. eine abnorm hohe Sterblichkeit bekunden. Allein so lange die Angaben der Todesursachen von den Angehörigen der Verstorbenen gemacht werden, muss man, glaube ich, auch mit der ärztlichen Annahme der „Ruhr" recht vorsichtig sein. Wie wenig Fälle von wirklicher echter Ruhr mögen darunter sein, und wie viele von Brechdurchfällen resp. Darmkatarrhen, die somit dieser Kategorie erspart geblieben sind!

Für die Darmkatarrhe übersteigt die Ziffer Oberbarnims das Mittel des ganzen Bezirks beträchtlich, nämlich um 1,21 pCt., allein sie reicht nicht entfenrt an die bedeutende Sterblichkeit von Teltow, Brandenburg und Ost-Havelland heran, geschweige denn von Niederbarnim, der die grosse Menge von 11,86 pCt., meist Kindern, an Darmkatarrhen verloren hat.

Für den acuten Gelenkrheumatismus steht in Oberbarnim die relative Sterbeziffer 0,32 pCt. dem Durchschnitt von 0,31 pCt. ganz nahe.

Auch bewegen sich die Ziffern der meisten übrigen Kreise mit wenig Abweichung um dieselbe, während nur die ukermärkischen Kreise Angermünde und Prenzlau um 0,29 pCt. resp. 0,38 pCt. sie überbieten.

Einigermassen günstig steht Oberbarnim pro 1875 den meisten übrigen Kreisen gegenüber in der Sterblichkeit an der Lungenschwindsucht. Der Kreis erreicht die Sterbeziffer des Bezirks nicht, und übertrifft mit der seinigen (8,48 pCt.) nur 4 Kreise des Bezirks (Niederbarnim, Zauche-Belzig, Ost-Havelland und Teltow); alle übrigen überbieten ihn durch höhere Sterbeziffern, die sich in Ost-Priegnitz und Beeskow-Storkow zu 11,20 pCt. resp. 11,26 pCt. steigern und in den Stadtkreisen Brandenburg und Potsdam sogar die enorme Höhe von 11,43 pCt. resp. 13,64 pCt. erreichen, während die Ziffer für den Reg.-Bezirk mit 9,15 pCt. und die für den den ganzen Staat mit nur 12,11 pCt. dagegen weit zurückbleiben.

Diese verhältnissmässig niedrige Sterblichkeit an Lungenschwindsucht, betrifft auffälliger Weise gerade diejenigen erstgenannten 5 Kreise, die zugleich die grösste Allgemeinsterblichkeit haben (Teltow 35,95, Niederbarnim 34,18, Oberbarnim 33,99, Ost-Havelland 31,26, Zauche-Belzig 30,99 pro 1000 Einwohner auf das Jahr berechnet), während umgekehrt Ost-Priegnitz, Beeskow-Storkow und die Stadt Potsdam eine geringere allgemeine Sterbeziffer (letztgenannter Kreis nur 25,40 pro Mille) aber dabei die höchste Mortalität an Lungenschwindsucht aufweisen.

Weniger günstig ist Oberbarnim durch die Todesfälle an acuten Entzündungen der Athmungsorgane gestellt. Nur 4 Kreise haben eine grössere, die übrigen sämmtlich eine geringere Sterblichkeit, besonders excelliren hier die ukermärkischen Kreise Prenzlau und Angermünde nebst Templin, deren relative Sterbeziffern auffallend klein sind.

Leider liegen gleiche Ergebnisse der Kreise des Bezirks wie für 1875 für das Jahr 1876 noch nicht vor. Während eine ähnliche Vergleichung von Oberbarnim mit denselben also nicht möglich ist, beschränke ich mich darauf, schliesslich eine Parallele zwischen der Sterblichkeit unseres Kreises pro 1876 mit derjenigen pro 1875 zu ziehen.

Ein Blick auf die relativen Zahlen der Tabelle XXVIII. giebt darüber Aufschluss, welchen Ktankheiten und Krankheitsgruppen das Jahr 1875 seine bisdahin im Kreise unerhört grosse Sterblichkeit leider zu danken und welchen günstigen Nasslass dann die Mortalität pro 1876 erfahren hat.

Danach sind pro 1875 hauptsächlich diejenigen Krankheiten anzuklagen, die dem kindlichen Organismus getährlich werden. Obenan stehen die Darmkatarrhe und Brechdurchfälle, die 1875 8,73 pCt. Kinder, 1876 aber nur 4,32 pCt., also für dieses Jahr 4,41 pCt. weniger hinweggerafft haben. Dieser Gruppe zunächst stellt die verminderte Scharlachsterblichkeit das Jahr 1876 gegen 1875 um 1,14 pCt. günstiger, desgleichen die Sterblichkeit an angeborner Lebensschwäche und Atrophie der Kinder, die sich von 1875 zu 1876 um 1,08 pCt. verringert hat.

Neben den Kindertodesfällen hat sich die Zahl der im Wochenbett gestorbenen Frauen gegen 1876 um 0,45 pCt. vermindert.

Diphtherie und Croup, sowie der Keuchhusten haben in beiden Jahren auffällig gleiche Verhältnisszahlen, wohingegen pro 1876 an Masern 0,64 pCt. und an Typhus 1,62 pCt. mehr gestorben sind, als im Vorjahr.

Am erheblichsten ist der Unterschied unter den Todesfällen der Erwachsenen beider Jahre durch die Opfer, welche die Lungenschwindsucht im Jahre 1876 und zwar um 1,75 pCt. mehr forderte, als 1875, woran sich gleichfalls zu Ungunsten von 1876 mit einem Plus von 0,44 pCt. die Sterblichkeit an acuten Lungenkrankheiten schliesst.

Gleichwohl ergiebt sich, wie bereits im Anfange dieser Arbeit erwähnt, pro Tausend Lebende auf ein Jahr berechnet für 1876 eine erheblich und zwar über 6 pro Mille geringere Gesammtmortalität, als 1875.

Man wird vielleicht in dem vorstehenden Resumé die Rücksichtnahme auf manche übrigen in der Tabelle verzeichneten Todesarten vermissen. Ich bekenne jedoch, dass ich sie absichtlich ausser Acht gelassen habe, in der Erwägung, dass, so lange man nicht weiss, welcher ärztliche Begriff mit dem vielumfassenden Namen „Schlagfluss", „Krämpfe" u. dergl. zu verbinden ist, es wenig nützt, und allenfalls zu bedenklichen Fehlern führen muss, wenn man auf so unbestimmte meist von Laien stammende Angaben statistische Schlussfolgerungen bauen wollte. Gleiches gilt von dem vagen Begriff „andere Krankheiten" und selbst von denen der „Herz-" oder „Gehirn-" oder „Nierenkrankheiten." Durch solche unbestimmte Bezeichnungen werden pathologisch und anatomisch die verschiedensten Dinge zum grossen Nachtheil für die Statistik so zusammengeworfen, dass es wenigstens nicht erlaubt scheint, irgend welche statistische Consequenzen daraus zu ziehen. Erst die allgemeine Leichenschau wird die beklagenswerthen Mängel ausgleichen können, welche in dieser Beziehung den statistischen Erhebungen noch anhaften und ein überall gleichmässiger Modus der Bearbeitung des Urmaterials den Eigenthümlichkeiten und Willkürlichkeiten der einzelnen Autoren eine bestimmte Richtschnur verleihen.

Inzwischen behält der betretene, objective Weg, statistisches Material so genau, als es zur Zeit geht, zu sammeln, seinen unbestrittenen Werth, und nur diesen Weg hatte auch ich vorläufig im Auge, als ich es unternahm, diese erste objective Zusammenstellung der Sterblichkeitsverhältnisse des Kreises Oberbarnim der Oeffentlichkeit zu übergeben.

Anhang.

Practische Anleitung zur Gewinnung einer amtlich sicheren und leicht ausführbaren Kreis-Sterblichkeits- resp. Erkrankungs-Statistik

nach der im Kreise Oberbarnim bestehenden Organisation.

Ich habe in der Einleitung zu dieser Schrift bereits der Entstehungsweise derselben gedacht und mitgetheilt, dass nur durch die Seitens des Königl. statistischen Bureaus in der liberalsten Weise gewährte abschriftliche Ueberlassung sämmtlicher die Geburts- und Todesfälle enthaltenden Zählkarten diesseitigen Kreises, welche die Standesämter ex officio periodisch einzureichen haben, mir ein genauer Einblick in diese Verhältnisse ermöglicht worden war.

Wiewohl es nun unstreitig für den Kreis-Medicinalbeamten nicht gerade angenehm ist, wenn über seinen Kopf hinweg über Zustände berichtet wird, deren Kenntniss und Controle so recht eigentlich seines Amtes sein sollte und wenn er diejenigen Nachrichten, die er über derlei Dinge nöthig hat und zu haben wünschen muss, erst auf Umwegen und mit eigenen Kosten sich zu verschaffen angewiesen ist, so habe ich auf der anderen Seite durch die That bewiesen, dass sich solche Mängel unserer Medicinal-Verfassung überhaupt doch ersetzen zu lassen.

Allein, wie mühevoll dieser Weg ist, und zwar der Art, dass er manchen, nebenbei als Praktiker stark beschäftigten Medicinalbeamten schier zurückschrecken könnte, das weiss nur Derjenige zu beurtheilen, der ihn einmal gegangen ist. Denn wenn man am Schluss der Arbeit auf die Tausende von Zählkarten zurückblickt, die derselben zu Grunde gelegt werden mussten, wenn man erwägt, dass dieser Stoss amtlicher Aktenstücke nicht nur ein einziges Mal durcharbeitet werden sollte, sondern jede Karte nach verschiedenen Gesichtspunkten hin zwei bis drei Mal zu verschiedenen Zeiten zu durchmustern war, wenn man nachträglich die verschiedenen Zwischentabellen überschaut, die als Brücken vom Urmaterial zu den definitiven tabellarischen Resultaten dienten, und wenn man endlich bedenkt, dass die Musse zu solcher geradezu fast erdrückenden Thätigkeit den laufenden amtlichen Arbeiten eines Einzel-Medicinalbeamten und einer oft anstrengenden Privatpraxis unter zahlreichen Nachtwachen abgerungen werden soll, so dürfte eben schwerlich für Viele unter uns eine ermunternde Aufforderung vorliegen, diesen dornenvollen Pfad zu betreten.

Ein zweiter gewichtigerer Grund gegen die Erwerbung der betreffenden statistischen Nachrichten auf diesem Wege liegt aber in der verhältnissmässigen Verspätung derselben für den Medicinalbeamten.

Trotz des Regulativs für ansteckende Krankheiten vom 8. August 1835, welches im § 9 die Anzeige derselben gebietet, bleibt die Frage dennoch gerechtfertigt, in wie viel Kreisen wohl die Polizeibehörden und durch diese die Medicinalbeamten, falls sie nicht zufällig Kenntniss erhalten, von grassirenden, epidemischen oder sonst abnorm häufig vorkommenden Krankheiten des Kreises durch die dazu verpflichteten Personen, Aerzte wie Laien, rechtzeitig, oder auch überhaupt nur informirt werden. Ich glaube, dass, wenn es solche Kreise giebt, sie ihrer Seltenheit nach, weissen Sperlingen gleichen.

Wenn also der Medicinalbeamte z. Z. schon hierauf verzichten muss, um sich dafür nur mit dem Gradmesser der betr. Krankheiten, d. h. der Todesstatistik zu begnügen, allein auch diese erst so spät zu Gesicht bekommt, dass er z. B. heut erst erfährt, wie es vor einem Jahre in seinem Kreise da und dort mit den Gesundheits- resp. Sterblichkeitsverhältnissen gestanden hat, so ist dies ein ebenso beklagenswerther Uebelstand, als ein schwerwiegender Grund gegen die oben von mir angedeutete Beschaffung der Zählkarten so lange Zeit nach den vollendeten Thatsachen.

Diesen zwiefach dornenvollen Pfad also zu meiden und die Rosen statistischer Kenntnisse schneller und womöglich müheloser zu pflücken, ehe sie verblüht sind, das muss die Aufgabe jedes Medicinalbeamten sein, der den berechtigten Wunsch der vollständigen Information über die Sanitätszustände seines Kreises hegt.

Wie ich meinerseits dieses Ziel erreicht habe, soll eben in diesem Anhange zu meiner vorstehenden Arbeit gezeigt werden.

I.

Gewinnung der Kreis-Sterblichkeits-Statistik.

Der Schwerpunkt der Frage lag natürlich darin, vor allen Dingen auf möglichst directe Weise in den Besitz derselben Nachrichten über die Volksbewegung des Kreises zu gelangen, welche die Standesämter dem Königl. statistischen Bureau erstatten.

Dass dies nur Hand in Hand mit den Verwaltungsbehörden und mit deren Unterstützung zu erreichen war, da z. Z. den Kreis-Medicinalbeamten jede selbstständige amtliche Initiative noch entzogen ist, war ausser Zweifel.

Ich richtete deshalb unter dem 23. August 1877 an den Kreis-Ausschuss das Ersuchen, mir hierzu behülflich zu sein und zwar unter Hinweis auf die seit 14 Jahren stetig zunehmende Sterblichkeit des Kreises. Durch genaue Promilleberechnungen war ich nicht allein im Stande diese Angabe, sondern auch den Umstand zu belegen, dass mit alleiniger Ausnahme der Kreise Niederbarnim und Teltow, die eine noch grössere Mortalität aufweisen, der diesseitige Kreis alle übrigen Kreise des Reg.-Bezirks Potsdam in der

Sterbeziffer überragt und endlich, dass der Grund der erhöhten Sterblichkeit (beiläufig 33,93 pro Mille der Einwohner pro 1875) in den zahlreichen Kindertodesfällen des Kreises liege, daran aber verheerende Epidemieen infectiöser Krankheiten die Schuld tragen und man deshalb Alles daran setzen müsse, schneller in den Besitz der Nachrichten über die Todesfälle (in Ermangelung der vorschriftsmässigen Erkrankungsanzeigen) zu gelangen, um möglichst rechtzeitig gegen die ersten Anfänge von Epidemieen durch sanitätspolizeiliche Massregeln einschreiten zu können.

Diese meine Ansichten zu motiviren und persönlich zu vertreten, hatte ich in der Sitzung des Kreisausschusses vom 11. October 1877, zu welcher ich eingeladen worden war, Gelegenheit und die besondere Genugthuung, dass in richtiger Würdigung der hohen Bedeutung meines Antrages, letzterer einstimmig angenommen und beschlossen wurde, die Standesämter aufzufordern, die sogleich zu beschreibenden Nachweisungen der Volksbewegung allmonatlich an mich einzureichen.

Mit lebhaftem Danke erkenne ich gerade in diesem Beschluss den ungemein grossen Dienst an, den die genannte Behörde dadurch der öffentlichen Gesundheitspflege geleistet hat, und ergreife an dieser Stelle mit Freuden die Gelegenheit, meinem Danke Worte zu verleihen mit dem Wunsche, dass etwaige gleichartige collegialische Bestrebungen in anderen Kreisen von gleich günstigem Erfolge begleitet sein möchten.

Die zur Ausführung des gedachten Planes nöthigen Externa waren nunmehr bald in's Werk gesetzt. Die Methode der Meldung durch gedruckte Formulare, wie sie im Nachbarkreise Niederbarnim durch die in gleicher Richtung thätigen Bemühungen des dortigen Physikus, Sanitätsrath Dr. Böhr bereits bestand, schien mir den Anforderungen, sowohl der Genauigkeit wie Leichtigkeit und Bequemlichkeit gleichmässig zu entsprechen.

Es wurden deshalb auf meinen Antrag theils sogenannte Meldekarten in knapper Form, theils Meldeschemata gedruckt, mit Postfrankatur versehen und nunmehr jene an die ländlichen Standesämter, deren monatliche Todtenzahl aller Berechnung nach die Zahl der Rubriken der Karten nicht übersteigen würde, die ausführlicheren Schemata aber an die sechs städtischen Standesämter des Kreises vorläufig in der für ein Jahr genügenden Anzahl unter Beifügung einer von mir entworfenen gedruckten genauen Gebrauchsanweisung vertheilt, gleichzeitig aber in einer Kreisblatt-Verfügung vom 18. Oktober 1877 unter Motivirung dieser sanitätspolizeilichen Massregel die Erwartung ausgesprochen, dass die Herren Standesbeamten sich der geringen Mühewaltung der betr. Meldungen mit dankenswerther Bereitwilligkeit unterziehen würden, da es sich um Förderung von wichtigen Kreis-Interessen und um eine gute Sache handle.

Zur vollständigen Informirung halte ich es nicht für überflüssig, die Einrichtung der genannten Karten und Schemata hier ausführlich mitzutheilen.

Die Meldekarten, wie sie nunmehr im Kreise eingeführt sind, entsprechen nach Form, Grösse, Farbe etc. genau den deutschen Postkarten, und gewähren, wie die hier nachgebildete, fingirt vollständig ausgefüllte Karte, folgendes Bild.*)

Melde-Karte.

(Vorderseite.)

DEUTSCHE REICHSPOST.

POSTKARTE

An

den Königl. Kreisphysikus des Kreises ....

Herrn ....

Absender:

Standesbeamter

in ....

in ....

(Rückseite.)

Volksbewegung des Kreises ....

In dem Monat 18

sind standesamtlich gemeldet im Bezirk No. ....

		ehelich	unehel.
7 Lebendgeboren, und zwar:	4 männlich:	3	1
	3 weiblich:	2	1
1 Todtgeboren, und zwar:	1 männlich:	—	1
	— weiblich:	—	—
5 Gestorben, und zwar:	3 männlich:	—	—
ohne Todtgeburten	2 weiblich:	1	1

Nummer des Sterbe-Registers.	Tag des Todes.	M.	W.	Alter der Gestorb.	ehelich.	unehel.	Todesursachen.
20	10. 10.	1		26 Jahr.			Schwindsucht.
21	10. 10.	1		42 —			Schlagfluss.
22	17. 10.	1		75 —			Alterschwäche.
24	25. 10.		1	3/4 —	1		Diphtherie.
25	29. 10.		1	4 —		1	Scharlach.

oder: **Todesfälle vacant** (durch Unterstreichen zu bezeichnen).
Die Rubriken „ehelich„ und „unehelich“ sind nur für die Kinder bis zum vollendeten 5. Jahre auszufüllen.

Eheschliessungen: vacant.

Der Standesbeamte

....

*) Herstellung und Francatur der Karten und Schemata geschieht diesseits auf Kreiskosten.

Als Standesamtsbezirk ist hier einer der ländlichen wenig umfangreichen gedacht. Man wird aber bemerken, wie die kurzen und für den Standesbeamten wenig mühevollen und wenig zeitraubenden schriftlichen Nachrichten durch Wort und Zahl gleichwohl in knappster Form Alles enthalten, was den Medicinalbeamten bezüglich der Volksbewegung nur irgend interessiren kann.

Für die Städte sind diese Karten deshalb nicht für zweckmässig erachtet worden, weil die hier offenbar grössere Todtenzahl den kleinen Raum der Karten meistens übersteigen würde. Ein ebenfalls fingirt ausgefülltes städtisches Schema wie es im Kreise jetzt gebräuchlich ist, bietet folgendes Aussehen dar:

(Vorderseite.) **Meldeschema.**

Volksbewegung

des

Kreises ....

Standesamtsbezirk ....

18 ....

Portopflichtige Dienstsache.

An

den Königl. Kreisphysikus des Kreises ....

Herrn ....

in

....

Stempel des Standesamts.

(Innen-

Standesamtsbezirk ....

Der Standesamtsbezirk umfasst die Ortschaften:

Todtgeboren wurden: 4		ehelich	unehel.	Lebendgeboren wurden: 36		ehelich	unehel.
und zwar	Knaben: 3:	3		und zwar	Knaben: 26:	22	4
	Mädchen: 1:		1		Mädchen: 10:	9	1

Geschlossene Ehen im Monat: 5.

Todesursachen: a) Infections-Krankheiten.	Alter der Gestorbenen: 0-1 J. incl. ehelich. m.	0-1 J. incl. ehelich. w.	0-1 J. incl. unehelich. m.	0-1 J. incl. unehelich. w.	1-5 J. incl. ehelich. m.	1-5 J. incl. ehelich. w.	1-5 J. incl. unehelich. m.	1-5 J. incl. unehelich. w.	über 5—15 J. m.	über 5—15 J. w.	über 15—20 J. m.	über 15—20 J. w.	über 20—40 J. m.	über 20—40 J. w.	über 40—60 J. m.	über 40—60 J. w.	über 60—80 J. m.	über 60—80 J. w.	über 80 J. m.	über 80 J. w.	Alter unbekannt. m.	Alter unbekannt. w.	Summen. m.	Summen. w.	Davon starben in Krankenhäusern. m.	Davon starben in Krankenhäusern. w.
Pocken:																										
Masern und Rötheln:																										
Scharlach:																										
Rachen-Diphtherie und Halsbräune (Croup):																										
Unterleibs-Typhus Gastrisches und Nervenfieber:											1			1									1	1	1	
Flecktyphus:																										
Cholera:																										
Ruhr:																										
Rose (Erysipelas):																										
Keuchhusten:																										
Kindbettfieber:														2										2		
Ausserdem im Wochenbett gestorben:														1										1		
Andere Infections-Krankheiten:																										
b) Gewaltsame Todesarten:																										
Selbstmord durch †:															1								1			
Mord und Todtschlag:																										
Unglücksfälle durch ††:																										
Latus:											1			4	1								2	4	1	

† Erhängen. †† ...., den ...... ten ....

Seite.)

.... **Monat** .... 18 ....

Anzahl der Todesfälle überhaupt im Monat .... 18 .... :
(ohne Todtgeburten)

19 und zwar { männlich: 8
weiblich: 11

oder: **Todesfälle vacant** (durch Unterstreichen zu bezeichnen).

Todesursachen: c) Andere vorherrschende Krankheiten.	Alter der Gestorbenen:																						Summen.		Davon starben in Krankenhäusern.	
	0-1 J. incl.				1-5 J. incl.																					
	ehelich.		unehelich.		ehelich.		unehelich.		über 5—15 J.		über 15—20 J.		über 20—40 J.		über 40—60 J.		über 60—80 J.		über 80 J.		Alter unbekannt.					
	m.	w.	m.	w.	m.	w.	m.	w.	m.	w.	m.	w.	m.	w.	m.	w.	m.	w.	m.	w.	m.	w.	m.	w.	m.	w.
Transport:											1			4	1								2	4	1	
Lungenschwindsucht und Tuberculose:												1		2										3		
Andere entzündliche Krankheiten der Athmungsorgane:													2										2		1	
Acuter Gelenkrheumatismus:																										
Apoplexie (Schlagfluss):															1								1			
Brechdurchfall:																										
Darmkatarrh und Durchfall:																										
Krämpfe und Zahnkrämpfe:		1		1	1		1																2	2		
Scrophulose und englische Krankheit:																										
Lebensschwäche und Abzehrung kl. Kinder:				2																				2		
Unterleibskrankheiten:																										
Gehirnkrankheiten:																										
Unbekannte Todesursache:																										
Alle anderen Todesursachen:																			1				1			
Alterssummen:		1		3	1		1				1	1	2	6	2				1				8	11	2	
																						Monatssumme:	19			

........................187 ....   Der Standesbeamte: ....

Hiernach würde der Kreis-Medicinalbeamte z. B. aus einer wie vorstehend ausgefüllten Meldekarte sofort nach Monatsschluss nicht nur über das Verhältniss der Geburten zu den Todesfällen nach verschiedenen Richtungen hin (Alter, Geschlecht, Todesursachen etc.) im betr. Standesamtsbezirk unterrichtet sein, sondern auch zugleich durch den Umstand der zwei Todesfälle an Diphtherie und Scharlach, auf eine dort grassirende Epidemie aufmerksam werden müssen und im Stande sein, sofort sanitätspolizeiliche Recherchen zu beantragen.

Andererseits würde er aus der Ziffer der im städtischen Schema verzeichneten gestorbenen 3 Wöchnerinnen Veranlassung nehmen müssen, sofort die Hebeammenzustände des Ortes zu untersuchen und je nach dem Befund durch schleuniges Interdict die etwa der Uebertragung des Wochenbettfiebers verdächtige Hebeamme von allen Berufsgeschäften zeitweise suspendiren können.

In Anbetracht der im Ganzen mehr belasteten städtischen Standesbeamten, ist denselben die Ausfüllung der Schemata dadurch absichtlich erleichtert worden, dass sie die Vermerke in die betr. Rubriken nur durch Ziffern einzutragen haben. Im Uebrigen ist die Einrichtung auch dieser schematischen Uebersicht unstreitig bei aller Genauigkeit dennoch so compendiös, dass sie für die Zwecke der Medicinalbeamten in der That kaum etwas zu wünschen übrig lässt.

Was nun den Erfolg der vorstehend geschilderten sanitätspolizeilichen Massregel für den diesseitigen Kreis betrifft, so freue ich mich, aussprechen zu können, dass, Dank dem verständnissvollen Entgegenkommen und der Bereitwilligkeit der Herren Standesbeamten meine Erwartungen glänzend erfüllt worden sind. Der 1. October 1877 bezeichnete den terminus a quo und die anerkennenswerthe Pünktlichkeit, mit der seit dieser Zeit allmonatlich in den ersten Tagen (der 3. Tag jedes Monats war von dem Kreis-Ausschuss als monatlicher terminus ad quem bezeichnet worden), die fast stets richtig ausgefüllten Meldungen eingehen, ist die schlagende Antwort unserer Standesämter auf den vertrauensvollen Appell an ihr Interesse zur Sache.

Kleine ab und zu in der ersten Zeit mit unterlaufene Irrungen zu berichtigen, durfte ich mich um so weniger verdriessen lassen, als ich mit innerster Genugthuung auf das erreichte Ziel hinblicken darf, ein Ziel, das bei dem Mangel jeder diesbezüglichen gesetzlichen Unterstützung rein aus privater Initiative von mir angeregt und durch das einmüthige Zusammenwirken aller hierbei interessirten Kreisbehörden erreicht worden ist, ein Ziel endlich, dessen Gewinnung sich z. Z. noch selten ein Kreis rühmen darf.

Das Ergebniss der standesamtlichen Meldungen schon pro 4. Quartal 1877 war denn nun auch durchweg befriedigend. So wie ich im Stande war, mit Beginn eines neuen Monats stets die Verhältnisse der Volksbewegung des verflossenen auf das Allergenaueste zu überblicken, so freue ich mich, in der nachstehenden Tabelle (XXIX.) das erste Resultat dieser vom Kreise selbstgeschaffenen Einrichtung vorlegen zu können.

(Vergl. Tabelle XXIX.)

Diese Tabelle ist begreiflicherweise erst das endliche Ergebniss mehrfacher unbedingt nöthiger Zwischentabellen, die an dieser Stelle mitzutheilen selbstredend ebensowenig meine Absicht ist, als es nöthig oder wünschenswerth sein kann, sie kennen zu lernen. Jeder der in ähnlicher Weise zu arbeiten gewohnt ist, oder sich berufen fühlen sollte, nach meinem Vorgange zu arbeiten, wird seinen eigenen modus procedendi haben oder bald herausfinden.

Nur darauf kam es mir an, vielmehr an diesem Beispiel zu zeigen, wie sich durch freie Selbsthülfe mittelst der einfachsten Einrichtung von der Welt aus dem Urmaterial der Meldekarten ein amtlich sicheres medicinalstatistisches Resultat erzielen lässt, ohne dass der Medicinalbeamte in der Lage ist, die Unterstützung des Königl. statistischen Bureaus, so bereitwillig dieselbe auch immer gewährt wird, in dieser Beziehung mehr in Anspruch nehmen zu müssen.

Ueber die Einrichtung der Tabelle XXIX. ist nur wenig zu sagen, was nicht der einfache Augenschein an sich schon ergäbe. Im Allgemeinen ist auch sie nach dem Muster der Generaltabellle VI. (pag. 16 und 17) geordnet, doch habe ich Bedacht genommen, schon hier einen genauen Einblick in die Volksbewegung der einzelnen Kreistheile, sowie in die der Städte und des platten Landes gesondert zu ermöglichen, der in der vorstehenden Arbeit über das Jahr 1876 erst im Text gestattet war.

Neben dieser Einrichtung, durch welche man sofort über den sanitären Charakter jeder einzelnen Kreisgegend für jedes neue Quartal orientirt ist, bietet die Tabelle einen zweiten Vortheil dar, auf den ich für meine ferneren statistischen Arbeiten entschiedenes Gewicht lege. Dies ist der, dass man auch über die Gestaltung der Volksbewegung in Bruch und Höhe (ein für unseren Kreis bedeutsames Moment) augenblicklichen Aufschluss findet durch die entsprechende Anordnung und Aneinanderfügung der betreffenden zusammengehörigen Territorien. Denn da in den beiden Kreistheilen Freienwalde und Wriezen der Bruchcharakter in dem Masse prävalirt, dass sie mit Ausnahme weniger Ortschaften einzelner Standesamts-Bezirke so recht eigentlich ganz allein das Bruchland unseres Kreises repräsentiren, so wird man durch Addition ihrer Zahlen ohne irgend erhebliche Fehler zu begehen, über die medicinalstatistischen Verhältnisse des Bruches im Gegensatz zu dem Höhenlande leicht informirt sein.

Indem ich nächstdem auf den Vortheil verweise, aus der Addition aller 4 Quartalstabellen endlich den sanitären Verlauf des ganzen Jahres schnell und leicht am Jahresschluss überblicken und ihn mit dem Vorjahr vergleichen zu können, ziehe ich in aller Kürze eine Parallele dieser Quartals-Ergebnisse mit den entsprechenden des Vorjahres.

Tabelle

Quartal-

über die Geburts- und Sterblichkeitsverhältnisse des Kreises nach Kreistheilen und nach

Name der Kreistheile.		Zahl der Geburten: lebend. männlich.	lebend. weiblich.	todt. ehelich.	todt. unehelich.	Zahl der Todesfälle ohne Todtgeburten: männlich.	weiblich.	Summa.	Alter der Gestorbenen nach Jahren: 0—1. ehelich.	0—1. unehelich.	1—5. ehelich.	1—5. unehelich.	5—15.	15—20.	20—40.	40—60.	60—80.	über 80.	unbekanntes Alter.
I. Kreistheil.	1. Stadt Freienwalde	28	24	3	—	15	15	30	6	1	4	—	3	—	3	6	4	2	1
	2. plattes Land	23	33	4	—	12	9	21	6	1	3	—	—	—	3	4	4	—	—
	Summa	51	57	7	—	27	24	51	12	2	7	—	3	—	6	10	8	2	1
II. Kreistheil.	1. Stadt Wriezen	35	35	2	—	33	31	64	21	1	7	1	1	1	10	5	13	4	—
	2. plattes Land	63	49	3	1	29	27	56	22	2	1	2	1	—	6	9	12	1	—
	Summa	98	84	5	1	62	58	120	43	3	8	3	2	1	16	14	25	5	—
III. Kreistheil.	1. Stadt Eberswalde	63	57	2	—	30	22	52	21	1	8	—	1	2	6	9	4	—	—
	2. plattes Land	62	67	5	—	29	19	48	18	4	6	—	1	1	2	6	9	1	—
	Summa	125	124	7	—	59	41	100	39	5	14	—	2	3	8	15	13	1	—
IV. Kreistheil.	1. Stadt Biesenthal	12	14	3	2	7	10	17	5	—	4	—	—	1	2	2	3	—	—
	2. plattes Land	14	10	—	—	5	6	11	1	—	2	—	1	1	1	1	4	—	—
	Summa	26	24	3	2	12	16	28	6	—	6	—	1	2	3	3	7	—	—
V. Kreistheil.	1. Stadt Werneuchen	8	11	—	1	5	6	11	3	—	2	—	3	1	—	1	1	—	—
	2. plattes Land	20	14	2	—	7	9	16	8	1	2	—	—	1	1	2	1	—	—
	Summa	28	25	2	1	12	15	27	11	1	4	—	3	2	1	3	2	—	—
VI. Kreistheil.	1. Stadt Strausberg	11	22	2	—	18	15	33	10	1	2	—	2	—	2	6	8	2	—
	2. plattes Land	28	31	2	—	20	19	39	14	3	5	—	1	—	1	3	9	3	—
	Summa	39	53	4	—	38	34	72	24	4	7	—	3	—	3	9	17	5	—
VII. Kreistheil.	Central-Kreistheil	22	16	2	—	5	2	7	2	—	1	—	—	—	1	2	1	—	—
	Summa	22	16	2	—	5	2	7	2	—	1	—	—	—	1	2	1	—	—
	Total-Summa	389	383	30	4	215	190	405	137	15	47	3	14	8	38	56	73	13	1
		772		34					152		50		14						
		806				405			216					189					
									405										
	% zur Gesammtzahl der Gestorbenen:								33,82	3,70	71,60	0,74	3,45	1,97	9,38	13,82	18,02	3,21	0,25
									37,53		12,34		3,45	46,67.					
									53,33										

XXIX.

Uebersicht

Oberbarnim vom 1. October bis 31. December 1877
Stadt und Land gesondert.

T o d e s - U r s a c h e n.

Infections-Krankheiten.								Andere vorherrschende Krankheiten.																Gewaltsamer Tod.								
																	Krankheiten.								Selbstmord.							
Scharlach.	Diphtherie und Croup.	Masern.	Keuchhusten.	Typhus.	Ruhr.	Kindbettfieber.	im Wochenbett gest.	Lungenschwindsucht.	acute Entzündung der Athmungsorgane.	Apoplexie.	acuter Gelenkrheumat.	Darmkatarrh.	Brechdurchfall.	Atrophie der Kinder.	Krämpfe der Kinder.	Scropheln u. Rachitis.	Lungen-	Herz-	Gehirn-	Nieren-	Leber- u. Unterleibs-	Krebs.	Wassersucht.	Unglücksfälle.	Erhängen.	Erschiessen.	Ertränken.	andere unbek. Selbst-Ursachen.	Mord und Todtschlag.	unbekannte Ursachen.	Altersschwäche.	andere Krankheiten.
—	1	—	—	3	—	—	1	3	4	2	—	1	1	1	4	—	—	1	1	—	1	—	1	1	—	—	—	—	—	1	2	1
—	—	—	1	1	—	—	1	5	—	2	—	—	1	—	5	—	—	2	—	—	1	—	2	—	—	—	—	—	—	—	—	—
—	**1**	**—**	**1**	**4**	**—**	**—**	**2**	**8**	**4**	**4**	**—**	**1**	**2**	**1**	**9**	**—**	**—**	**3**	**1**	**—**	**2**	**—**	**3**	**1**	**—**	**—**	**—**	**—**	**—**	**1**	**2**	**1**
—	2	—	—	1	—	—	1	4	5	10	1	—	1	7	14	—	—	—	—	—	2	—	3	1	—	—	1	—	1	—	8	2
—	—	—	1	1	—	—	—	6	3	8	—	—	—	3	13	2	—	1	—	1	4	1	1	—	—	—	—	—	—	3	6	2
—	**2**	**—**	**1**	**2**	**—**	**—**	**1**	**10**	**8**	**18**	**1**	**—**	**1**	**10**	**27**	**2**	**—**	**1**	**—**	**1**	**6**	**1**	**4**	**1**	**—**	**—**	**1**	**—**	**1**	**3**	**14**	**4**
—	9	—	2	—	—	—	—	5	3	8	—	1	2	4	6	—	—	—	2	—	5	—	—	2	1	1	—	—	—	—	1	—
—	3	1	1	1	—	—	—	—	1	2	—	—	4	7	10	—	1	—	—	—	2	3	—	2	1	—	—	—	—	3	5	1
—	**12**	**1**	**3**	**1**	**—**	**—**	**—**	**5**	**4**	**10**	**—**	**1**	**6**	**11**	**16**	**—**	**1**	**—**	**2**	**—**	**7**	**3**	**—**	**4**	**2**	**1**	**—**	**—**	**—**	**3**	**6**	**1**
—	1	—	—	—	—	2	—	—	1	2	—	—	—	5	3	—	—	—	—	—	—	—	—	—	2	—	—	—	—	—	1	—
—	1	—	—	1	—	—	—	—	—	2	—	—	—	—	2	—	1	—	—	—	—	1	—	1	—	—	—	—	—	—	2	—
—	**2**	**—**	**—**	**1**	**—**	**2**	**—**	**—**	**1**	**4**	**—**	**—**	**—**	**5**	**5**	**—**	**1**	**—**	**—**	**—**	**—**	**1**	**—**	**1**	**2**	**—**	**—**	**—**	**—**	**—**	**3**	**—**
—	5	—	—	—	—	—	1	—	1	1	—	—	—	1	2	—	—	—	—	—	—	—	—	—	—	—	—	—	—	—	—	—
—	2	—	—	—	—	—	—	2	—	—	—	—	—	5	4	—	—	—	—	—	1	—	—	—	—	—	—	1	—	—	1	—
—	**7**	**—**	**—**	**—**	**—**	**—**	**1**	**2**	**1**	**1**	**—**	**—**	**—**	**6**	**6**	**—**	**—**	**—**	**—**	**—**	**1**	**—**	**—**	**—**	**—**	**—**	**—**	**1**	**—**	**—**	**1**	**—**
—	2	—	—	4	—	—	—	6	1	4	—	—	—	3	3	—	—	—	—	—	—	—	—	—	—	—	—	—	—	—	4	6
1	3	—	—	1	—	—	—	3	—	1	—	—	1	10	6	—	—	—	—	—	3	—	1	—	—	—	—	—	—	—	8	1
1	**5**	**—**	**—**	**5**	**—**	**—**	**—**	**9**	**1**	**5**	**—**	**—**	**1**	**13**	**9**	**—**	**—**	**—**	**—**	**—**	**3**	**—**	**1**	**—**	**—**	**—**	**—**	**—**	**—**	**—**	**12**	**7**
—	—	—	—	—	—	—	—	2	—	1	—	—	—	2	—	—	—	—	1	—	—	—	—	—	—	—	—	—	—	—	1	—
—	**—**	**—**	**—**	**—**	**—**	**—**	**—**	**2**	**—**	**1**	**—**	**—**	**—**	**2**	**—**	**—**	**—**	**—**	**1**	**—**	**—**	**—**	**—**	**—**	**—**	**—**	**—**	**—**	**—**	**—**	**1**	**—**
1	29	1	5	13	—	2	4	36	19	43	1	2	10	48	72	2	2	4	4	1	19	5	8	7	4	1	1	1	1	7	39	13
0,25	7,15	0,25	1,23	3,21	—	0,49	0,98	8,88	4,69	10,61	0,25	0,49	2,47	11,85	17,77	0,49	0,49	0,98	0,98	0,25	4,69	1,23	1,97	1,72	0,98	0,25	0,25	0,25	0,25	1,72	9,63	3,21

Selbstmord: 7 — 1,78

Infections-Krankheiten: 55 — 13,58.

Andere Todes-Ursachen: 350 — 86,42.

Zusammen: 405

Im 4. Quartal 1877 wurden (neben 34 Todtgeburten)
lebend geboren 772, was bei
Gestorbenen . . 405, für den Kreis Oberbarnim einen natürlichen Zuwachs
von . . . . . . 367 ergiebt.

Während das Uebergewicht der männlichen Lebendgeburten über die weiblichen nur gering ist, nämlich 6 (389 — 383 = 6)
sind gestorben: männliche Personen 215
weibliche „ 190, mithin
mehr männliche 25.

Im 4. Quartal 1876 waren gestorben männliche 285
weibliche 219
also mehr männliche 66.

Ueberhaupt ist die Sterblichkeit des 4. Quartals 1877 erheblich geringer als die des gleichnamigen Quartals 1876.

Es starben . . . 1876: männliche 285. 1877: 215
„ weibliche 219. „ 190
„ zusammen 504. „ 405
504
405
im Jahre 1877 also zusammen 99 Menschen weniger als im Vorjahr.

Nach den Altersklassen starben:

I. Kinder.

1876: vom 0. — 1. Jahr: 182 = 36,11 pCt. } zur Ges.-Zahl der in jedem
1877: vom 0. — 1. Jahr: 152 = 37,53 pCt. } Quartal Gestorbenen.
trotz des absoluten Minus von 30

dennoch also mehr Säuglinge pro 1877 und zwar um 1,42 pCt. { 37,53 / 36,11 / 1,42 }

1876: vom 1. — 5. Jahr: 70 = 13,88 pCt. } zur Ges.-Zahl der in jedem
1877: vom 1. — 5. Jahr: 50 = 12,34 pCt. } Quartal Gestorbenen.
pro 1877 mithin weniger: 20 = 1,54 pCt.
1876: vom 5. — 15. Jahr: 29 = 5,75 pCt. } zur Ges.-Zahl der in jedem
1877: vom 5. — 15. Jahr: 14 = 3,45 pCt. } Quartal Gestorbenen.
also pro 1877 weniger: 15 = 2,30 pCt.

Die Summe aller gestorbenen Kinder von 0 — 15 Jahren betrug
im 4. Quartal 1876: 281 = 55,75 pCt.
im 4. Quartal 1877: 216 = 53,32 pCt., es starben also überhaupt
65 = 2,43 pCt.
pro 1877 weniger Kinder, und zwar absolut 65, procentisch aber stellt sich die Differenz zu Gunsten von 1877 gegen 1876 auf 2,43 pCt.

An diesem günstigen Verhalten haben die Säuglinge, wie bemerkt, keinen Antheil, deren 1877 überhaupt verhältnissmässig mehr erlagen, wohl aber das zarte Kindesalter (1 — 5) und das schulpflichtige Alter.

II. Erwachsene.

In allen Altersklassen der Erwachsenen starben

1876: 223 = 44,24 pCt. } zur Ges.-Zahl der in jedem Quartal Gestorbenen.
1877: 189 = 46,67 pCt. }
Differ.: 34 = 2,43 pCt.

Wenngleich also absolut weniger Erwachsene pro 1877 erlagen, so starben gegen 1876 doch pro 4. Quartal 1877 mehr und zwar begegnen wir hier wieder derselben Differenz von 2,43 pCt., wie sie oben in umgekehrten Sinne die in beiden Vergleichsjahren gestorbenen Kinder characterisirte.

In den einzelnen Altersklassen stellen sich die Todesfälle folgendermassen:

		Lebensjahre.					
		15—20	20—40	40—60	60—80	über 80	unb. Alter.
Absolute Zahlen.	1876:	8	48	68	78	21	—
	1877:	8	38	56	73	13	1
Relative Zahlen.	1876:	1,06	9,56	13,49	15,47	4,16	—
	1877:	1,97	9,38	13,82	18,02	3,21	0,24

Es starben also im 4. Quartal 1877 mehr Menschen in den Altersklassen 15 — 20, 40 — 60 und besonders 60 — 80 Jahr.

Weniger starben in dem Alter 20 — 40 und über 80 Jahr.

Uebrigens bemerkt man trotz aller Abweichung der Resultate der beiden Vergleichs-Quartale in den einzelnen Altersklassen, dennoch, was den allgemeinen Gang der Sterblichkeit durch die Lebensalter hindurch betrifft, ebenso sehr die auffälligste Aehnlichkeit hier, wie mit dem Gesammtresultat des Jahres 1876 überhaupt. Wollte man die Quartale in dieser Hinsicht graphisch darstellen, so würde sich im Ganzen dieselbe Figur ergeben, wie die Tafel F. meiner statistischen Arbeit pro 1876 zeigt: das höchste Niveau des Flächendiagramms bei den Säuglingen, gradatim abfallend bis zur ersten Altersklasse der Erwachsenen, und wiederum allmälig steigend bis incl. 60—80 Jahren, dann wieder fallend.

Nach den Krankheiten resp. Todesursachen starben an Infectionskrankheiten:

im 4. Quartal 1876: 77 Personen = 15,28 pCt. } zur Ges.-Todtenziffer
im 4. Quartal 1877: 55 Personen = 13,58 pCt. } des Quartals.
Differenz: 22 Personen = 1,70 pCt.

Die Zahl der hieran Gestorbenen hat sich 1877 also sowohl absolut verringert, nämlich um 22 gegen 1876, als auch relativ, nämlich um 1,70 pCt.

An anderen vorherrschenden Krankheiten, resp. andern Todesursachen (exclus. gewaltsamer Tod) starben

1876: 403 Personen = 80,00 pCt.
1877: 335 Personen = 82,71 pCt., mithin 1877 um 2,71 pCt.
Differenz: 68 Personen = 2,71 pCt.
mehr als im Vorjahr.

Durch gewaltsamen Tod überhaupt gingen zu Grunde:
1876: 24 Personen.
1877: 15 Personen, und zwar durch

Selbstmord { 1876: 11 = 2,18 pCt.
1877: 7 = 1,73 pCt.

Die Todesursachen einzeln betrachtet starben im

4. Quartal 1876: / 4. Quartal 1877:	an Diphtherie:	27 = 5,35. / 29 = 7,15.	Keuchhusten:	4 = 0,80. / 5 = 1,23.
	an Typhus: . .	16 = 3,17. / 13 = 3,21.	Kindbettf. u. im Wochenb.:	4 = 0,80. / 6 = 1,47.
	an Scharlach:	20 = 4,00. / 1 = 0,24.		

Hieraus folgt für die Infectionskrankheiten, dass das Mehr der betreffenden Todesfälle pro 1876 allein durch die damalige Scharlachsterblichkeit bedingt wird, während die übrigen Infectionskrankheiten pro 1876 durchweg eine geringere Mortalität zeigen.

Es starben ferner im

4. Quartal 1876: / 4. Quartal 1877:	an Lungenschwindsucht:	49 = 9,72. / 36 = 8,88.	Darmkatarrh etc.:	12 = 2,38. / 12 = 2,96.
	an acut. Athm.-Krankheiten:	29 = 5,75. / 19 = 4,69.	Atrophie und Krämpfe kleiner Kinder:	140 = 27,77. / 120 = 29,62.
	an Apoplexie:	49 = 9,72. / 43 = 10,61.	Selbstmord:	11 = 2,18. / 7 = 1,73.

Das Mehr der Todesfälle an anderen vorherrschenden Krankheiten pro 1877 betrifft also die

Apoplexie . . . . woran um 0,89 pCt.
Darmkatarrhe etc. . . . . . . „ „ 0,58 pCt.
Kinder-Atrophie und -Krämpfe . „ „ 1,85 pCt.
} mehr gestorben

sind als im gleichnamigen Quartal 1876.

Dagegen herrschten 1876 vor:
die Schwindsucht . . . . um 0,84 pCt.
die acut. Athm.-Krankheiten „ 1,06 pCt. und auch der
Selbstmord kam . . . . „ 0,45 pCt. häufiger vor
als im 4. Quartal 1877.

Ganz in der Kürze sei zum Schluss des Sterblichkeitsverhältnisses in den einzelnen Kreistheilen gedacht, und zuvörderst daran erinnert, wie in meiner Kreisstatistik pro 1876 der Kreistheil Freienwalde durch die enorm hohe Sterbeziffer von 32,19 pro Mille der Bevölkerung alle übrigen

Kreistheile überragte, Eberswalde ihm sodann am nächsten kam mit 30,16 pro Mille, Wriezen aber durch die Ziffer 21,21 pro Mille bei weitem günstiger als alle beide stand.

Das 4. Quartal 1877 zeigt jedoch nichts weniger als ein gleiches Verhalten und bestätigt meinen in der gedachten Abhandlung gethanen Ausspruch, dass man sich wohl hüten müsse, aus dem Ergebniss eines einzigen Jahres den resp. guten oder ungünstigen Gesundheitszustand einer Gegend herleiten zu wollen.

So darf mann denn mit Genugthuung auf die vollständig zu Gunsten von Freienwalde und Umgegend veränderten Sterblichkeitsverhältnisse hinblicken. Es hat den nicht beneidenswerthen ersten Rang diesmal ohne jede Frage an den Kreistheil Wriezen abgetreten, dessen ganz enorme Gesammtsterblichkeit von 120 (absolute Zahl) sogar die vom Kreistheil Eberswalde (100) noch um 20 übertrifft. Und zwar ist daran ebenmässig sowohl die Stadt Wriezen als auch das dazu gehörige platte Land betheiligt.

Verfolgt man die Altersklassen, so fällt für den Kreistheil Wriezen die hohe Säuglingssterblichkeit auf, die absolut und relativ die von Eberswalde übertrifft, ingleichen sind die Altersklassen von 20—40 und 60—80 Jahr an dem Uebergewicht der Todesfälle in Wriezen und Umgegend ganz auffallend stark betheiligt.

Während ferner unter den Todesursachen die Diphtherie für Eberswalde dieses Mal die hervorragendste Rolle spielt, tritt diese Krankheit, welche, wie erinnerlich im Jahre 1876 Freienwalde so stark heimgesucht hatte, pro 4. Quartal 1877 für diese Stadt und Umgegend, wie auch für Wriezen sehr in den Hintergrund. Dafür excellirt Wriezen wieder durch die hohe Zahl der Todesfälle an Lungenschwindsucht, acuten Lungenkrankheiten, Apoplexie, Atrophie und Krämpfen kleiner Kinder, welche letztgenannte Trias diesem Kreistheil offenbar die enorme Kindersterblichkeit gebracht hat.

Ein weiteres Eingehen auf die Details der Tabelle XXIX. glaube ich, als dem oben ausgesprochenen Zweck derselben nicht angemessen an dieser Stelle unterlassen zu müssen.

II.

Gewinnung der Kreis-Erkrankungs-Statistik.

Allein, wenn auch in der nachgewiesenen Möglichkeit, eine amtlich sichere Kreis-Mortalitäts-Statistik zu erlangen, unstreitig ein bedeutender Schritt zu Gunsten der öffentlichen Kreis-Gesundheitspflege liegt, so lässt sich andererseits nicht leugnen, dass das vorläufig Erreichbare damit eben nur halb erreicht ist.

Denn wenn dem Medicinalbeamten für den obersten Zweck der öffentlichen Gesundheitspflege, Krankheiten möglichst zu verhüten, überhaupt darum zu thun sein muss, das ausreichendste Material für die Beurtheilung der Nothwendigkeit seines thätigen Eingreifens stets in promptu zu haben, so liegt es auf der Hand, dass es ihm nicht genügen kann, zu wissen, wie gross die Sterblichkeit im Kreise ist oder gewesen ist, sondern dass er hierneben auch darnach streben muss, den Krankheitscharacter des Kreises nicht erst in seinen tödtlichen Wirkungen, vielmehr an und für sich schon in seinen Genesungsschwankungen kennen zu lernen.

Mit einem Worte, der Medicinalbeamte wird erst dann an die Gewinnung einer Medicinalstatistik seines Kreises denken können, wenn er neben einer amtlich sicheren Sterblichkeits-Statistik sich im Besitz einer möglichst sicheren Erkrankungs-Statistik befindet.

Hier aber wird er nicht umhin können, den officiellen Boden zu verlassen, auf dem die Mortalitätsresultate so sicher zu gewinnen waren. Selbst die bevorstehende Emanirung eines Gesetzes über die allgemeine Anzeigepflicht bei ansteckenden Krankheiten kann als ein gleichwerthiges Fundament nicht betrachtet werden, weil seine Forderungen sich eben nur auf ein gewisses Gebiet von Krankheiten beschränken, die Vorkommnisse auf anderen Erkrankungsfeldern jedoch der Kenntniss des Medicinalbeamten darum nicht minder verborgen bleiben werden.

Diese Lücke auszufüllen, giebt es eben nur ein einziges Mittel, und das ist die freie Vereinigung der Aerzte in kleineren Abtheilungen, zunächst also in Kreisen und die von diesen an den Medicinalbeamten collegialisch erstatteten Erkrankungsmeldungen.

Wieviele von den im Deutschen Reiche bestehenden ärztlichen Vereinen neben den sonstigen Zielen ihres Programms gerade diesen Zweig, die Erkrankungsstatistik, cultiviren, vermag ich nicht anzugeben. Dass es aber zur Zeit keinen anderen und keinen besseren Weg giebt, über die Morbiditätsverhältnisse klar zu werden, ist meine feste Ueberzeugung.

Meine eigenen Bestrebungen, die deshalb unablässig auf dieses Ziel gerichtet blieben, haben denn auch ihren vorläufigen Abschluss gefunden durch die Constituirung eines ärztlichen Kreisvereins, der unter dem 13. Januar 1877 durch mich in's Leben gerufen als „Oberbarnimer Aerzte-Verein“ sich in regelmässigen Sitzungen versammelt und ausser seinen sonstigen allgemein wissenschaftlichen und collegialen Tendenzen auch die Pflege der öffentlichen Gesundheitswissenschaft zu seinen Aufgaben zählt.

Wenn man die überaus rührige Bewegung des ärztlichen Vereinslebens in Deutschland überblickt, das sich grösstentheils unter den Auspicien und mit ausgesprochener Unterstützung der höheren Behörden entwickelt, so darf man daraus wohl auf die bedeutende Rolle schliessen, welche die ärztlichen Genossenschaften in unserem künftigen medicinalen Verfassungsleben zu spielen berufen sein werden. Indem ich mit grosser Befriedigung die Keime zu einer künftigen corporativen Betheiligung an der Gestaltung der ärztlichen Interessen somit auch im diesseitigen Kreise gepflanzt sehe, und zwar unter den Auspicien der hohen vorgesetzten Verwaltungsbehörde des Regierungsbezirks, habe ich nicht die Absicht, über die sonstige nicht hierher gehörige Thätigkeit des Vereins zu berichten, vielmehr nur von der den vorliegenden Zweck berührenden Einzel-Einrichtung in der Mitte der Mitglieder kurze Mittheilung zu machen.

Die beste Art der Erkrankungsmeldungen musste auch hier, wie oben zur Gewinnung einer Todesstatistik bereits angegeben, in der Ausfüllung gedruckter Schemata gesucht werden, die den Aerzten des Kreises eingehändigt wurden, mit der Bitte, sie, ausgefüllt mit den Ergebnissen ihrer Praxis, allmonatlich an den Physicus des Kreises einzureichen.

Ein solches fingirt ausgefülltes Schema zur Erkrankungsstatistik lasse ich umstehend in Nachbildung folgen.

Dass die Rubricirung dieses Schema's, nach Infections- und sonstigen vorherrschenden Krankheiten, sich der für die Todesstatistik möglichst eng anschliessen musste, bedarf ebensowenig einer Begründung, wie die übrige Einrichtung desselben einer anderen ausser der dem Schema selbst schon beigefügten Erklärung.

Es darf freilich nicht auffallen, wenn eine Einrichtung, die nicht von dem Bewusstsein amtlicher Verpflichtung getragen wird, sondern an freiwillige Leistungen oftmals vielbeschäftigter Collegen appellirt, mannigfachen Schwierigkeiten begegnet, so dass auch ich nicht anders sagen kann, als dass die Ausführung dieser meiner Idee zur Zeit hinter derselben noch weit zurückgeblieben ist. Denn da nur die Betheiligung aller Aerzte des Kreises an den Erkrankungsmeldungen die Möglichkeit einer brauchbaren Morbiditätsstatistik eröffnet, so vermag ich, trotz des regen Eifers der Mehrzahl der Collegen im diesseitigen Kreise, dennoch zur Zeit noch nicht, tabellarische Resultate nach dieser Richtung hin zu veröffentlichen.

Soviel aber leuchtet ein, dass bei einer entgegenkommenden Betheiligung sämmtlicher Aerzte eines Kreises und womöglich mit Unterstützung des Gesetzes der allgemeinen Anzeigepflicht bei ansteckenden Krankheiten, abgesehen von den absolut incorrigiblen Rechnungsfehlern durch die entweder gar nicht behandelten oder den Kurpfuschern in die Hände gerathenen Fälle, der Medicinalbeamte nunmehr in der Lage sein muss, ein der Wahrheit fast genau entsprechendes Bild der sanitären Zustände seines Kreises zu gewinnen und durch Vergleichung der einander ergänzenden Erkrankungs- und Todesmeldungen nicht allein den mehr oder minder gefährlichen Character der einzelnen Krankheiten wissenschaftlich zu beurtheilen, sondern dass er nun auch einen möglichst zuverlässigen Massstab für die Nothwendigkeit sanitätspolizeilichen Einschreitens in der Hand hat.

So ist also der Weg zu einer vollständigen Kreis-Todes- und Erkrankungsstatistik gebahnt, und wenn ich auch gern zugebe, dass es ausser diesem noch manchen andern zur Erfüllung der nämlichen Anforderungen geben mag, so darf ich doch getrost behaupten, dass der meinige kein verfehlter ist: eine Behauptung, die durch die leichte Ausführbarkeit der in meinem Kreise factisch bestehenden Organisation gestützt wird, zu welch letzterer ich gern die vorstehende practische Anleitung gegeben haben möchte.

Monatliche

1. .... bis 1. .... 18.........

Infectionskrankheiten.

Name der Ortschaft im ..... Kreise, in welcher die Krankheit vorkam.	1. Pocken.			2. Masern.			3. Scharlach.			4. Rachen-Diphtherie Croup.			5. Ileo-Typhus.			6. Flecktyphus.			7. Cholera.			8. Ruhr.			9. Keuchhusten.			10. Kindbettfieber.			11. Erysipelas.			12. Andere Infectionskrankheiten.			13. Acute Krankheiten der Respirations-Organe.		
	*		†	*		†	*		†	*		†	*		†	*		†	*		†	*		†	*		†	*		†	*		†	*		†	*		†
										II																													
A.										3	2	1																									3		
B.										1	3																										2		
C.										4		1																									1		
D.																									1												1		
Summa										8	7	2																									7		

Bemerkungen: * = Ausgang in Genesung,
† = Ausgang in Tod.
Die zwischen beiden Zeichen befindliche Colonne ist für die in Behandlung bleibenden, die obere Abtheilung jeder Ortschaftsrubrik für die aus dem vorigen Monat übernommenen Kranken bestimmt, die mit römischen Ziffern zu bezeichnen sind.

Der behandelnde Arzt hat nach diesem Bericht beispielsweise 17 Fälle von Diph-
blieben sind. Unter den Genesenen befanden sich 2 aus dem Vormonat übernommene.
hat, während 3 in Behandlung blieben, und zwar 1 aus dem Vormonat übernommener

Erkrankungs-Meldung.

Andre vorherrschende Krankheiten.																											Uebertragene Thierkrankheiten.												
14. Lungenschwindsucht.			15. Apoplexie.			16. Wechselfieber.			17. Acute Gehirnkrankheiten.			18. Eclampsie. Zahnkrämpfe.			19. Acuter Gelenk-Rheumatismus.			20. Acuter Magen-Darm-katarrh.			21. Andere Krankheiten.			22. Gewaltsamer Tod.			23. Hundswuth.			24. Rotz.			25. Milzbrand.			26. Trichinose.			Summarische Bemerkungen über Todesfälle uud Altersklassen der Erkrankten und Gestorbenen.
*		†	*		†	*		†	*		†	*		†	*		†	*		†	*		†	*		†	*		†	*		†	*		†	*		†	
					I																																		
						10												3																					
	I																																						
				2		4	1							1				1		1																			
	2					1												1																					
		1				2	1							1																									
	3	1		2	1	17	2							2				5		1																			

Unterschrift und Wohnort des Arztes:

....

therie und Croup gehabt, von denen 8 genasen, 2 gestorben und 7 in Behandlung ge-
Desgleichen hatte er 4 Fälle von Lungenschwindsucht, von denen 1 mit Tod geendigt und 2 neu hinzugekommene; etc. etc.

Die Zeit wird unzweifelhaft kommen, wo auch eine gesetzliche Regelung solchen statistischen Einrichtungen die wünschenswerthe Sicherheit und den medicinal-amtlichen Forderungen den nothwendigen Nachdruck verleiht.

Bis dahin aber wird es keine verlorene Mühe sein, wenn die Berufsgenossen, und speciell die beamteten Collegen schon immer beginnen, unterstützt durch ihre heimathlichen Verwaltungsbehörden, sich mit den Grundlagen der Medicinalstatistik praktisch zu befreunden, um durch diese leichte Vorarbeit den künftigen, vielleicht schwierigeren Anforderungen gerüstet gegenüber zu stehen.

Gedruckt bei L. Schumacher in Berlin.

Tafel A.

Graphische Darstellung der Volksbewegung in den Städten des Kreises Oberbarnim seit 1801.

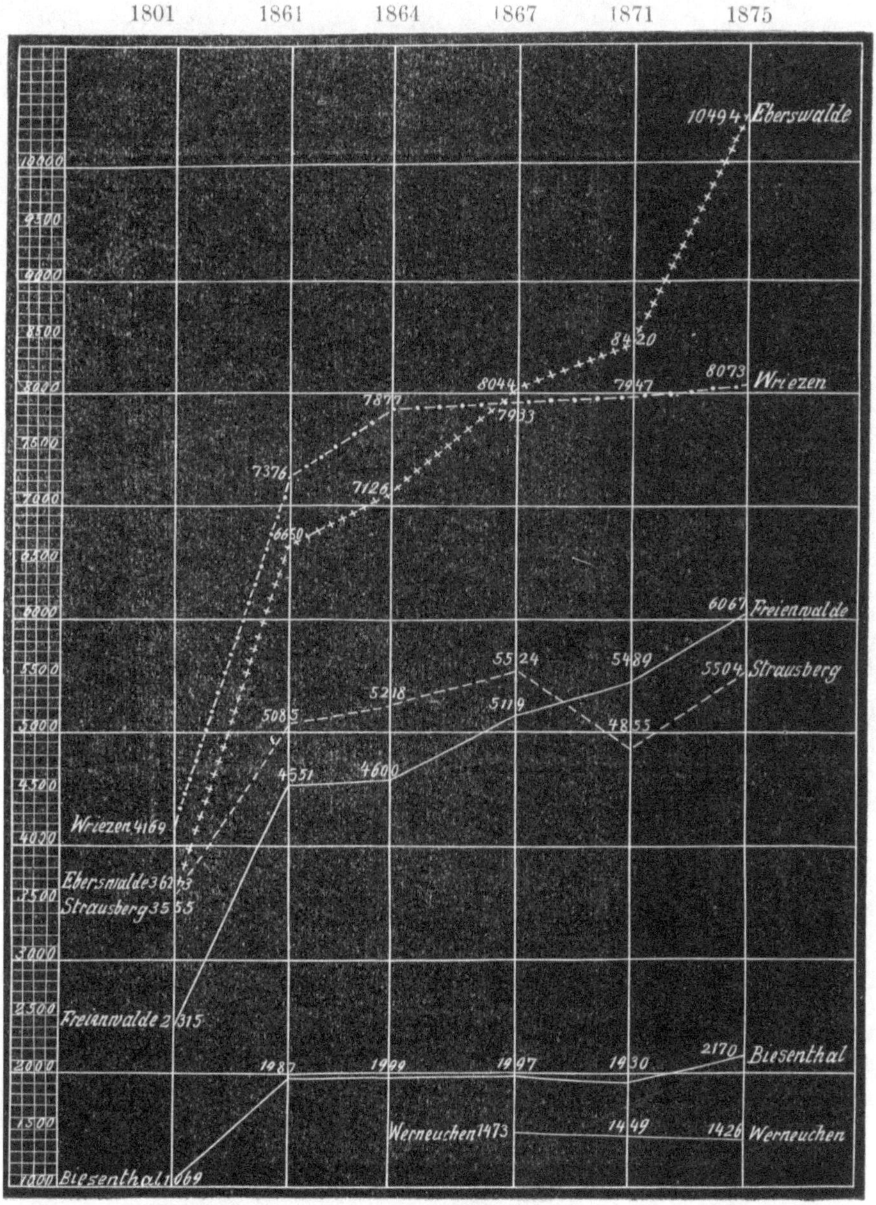

Tafel B.

Graphische Darstellung der Sterblichkeit in den Kreisen Oberbarnim, Niederbarnim und der Stadt Berlin während der letzten 15 Jahre.

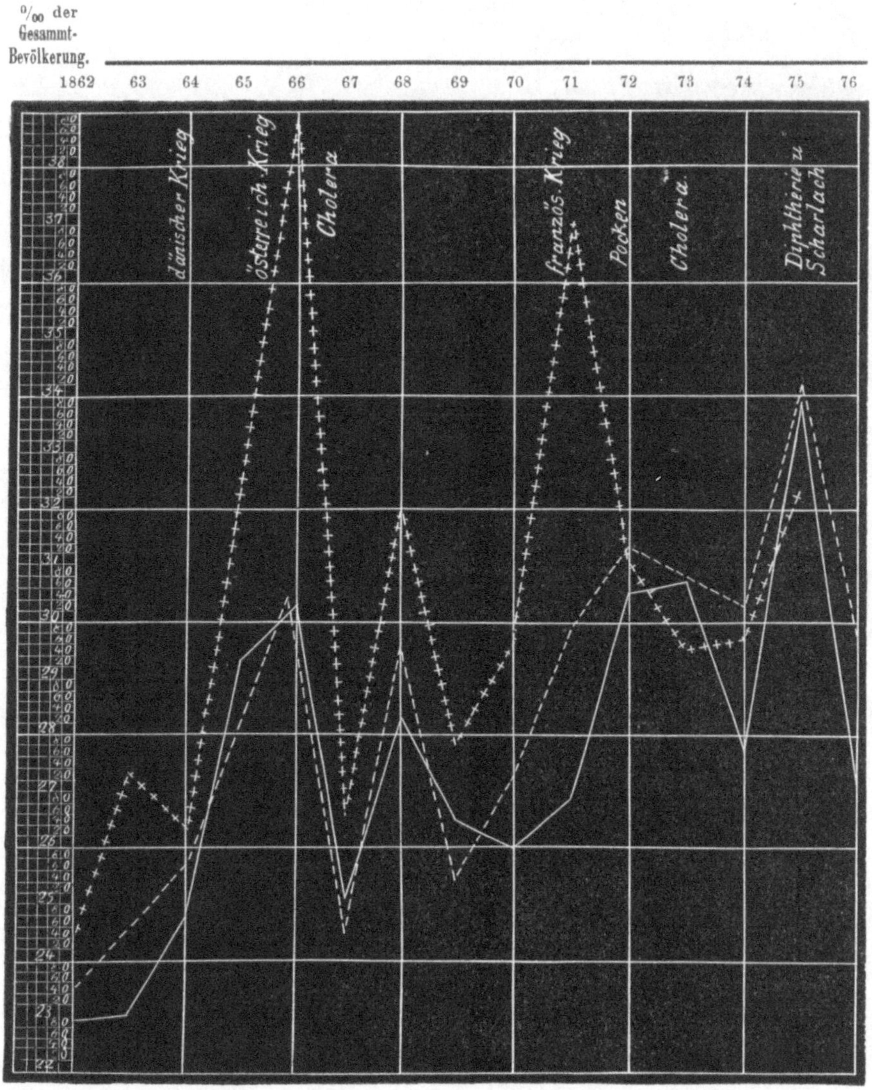

1872 starben im Kreise Oberbarnim 211 Personen an Variola. *)
1873 „ „ „ „ 173 „ „ Cholera. **)

---

*) Kanzow, Bericht etc. pag. 21.
**) Ibid. pag. 48.

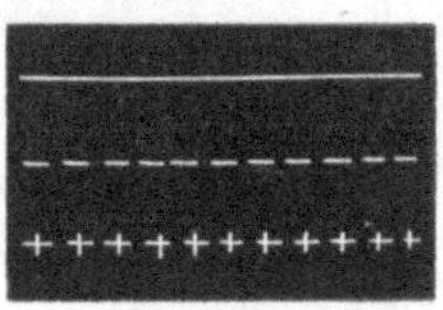

Kr. Oberbarnim.
Kr. Niederbarnim.
Berlin.

Tafel C.

Graphische Darstellung der Sterblichkeit im Kreise Oberbarnim und den Regierungs-Bezirken Potsdam und Frankfurt während der letzten 15 Jahre.

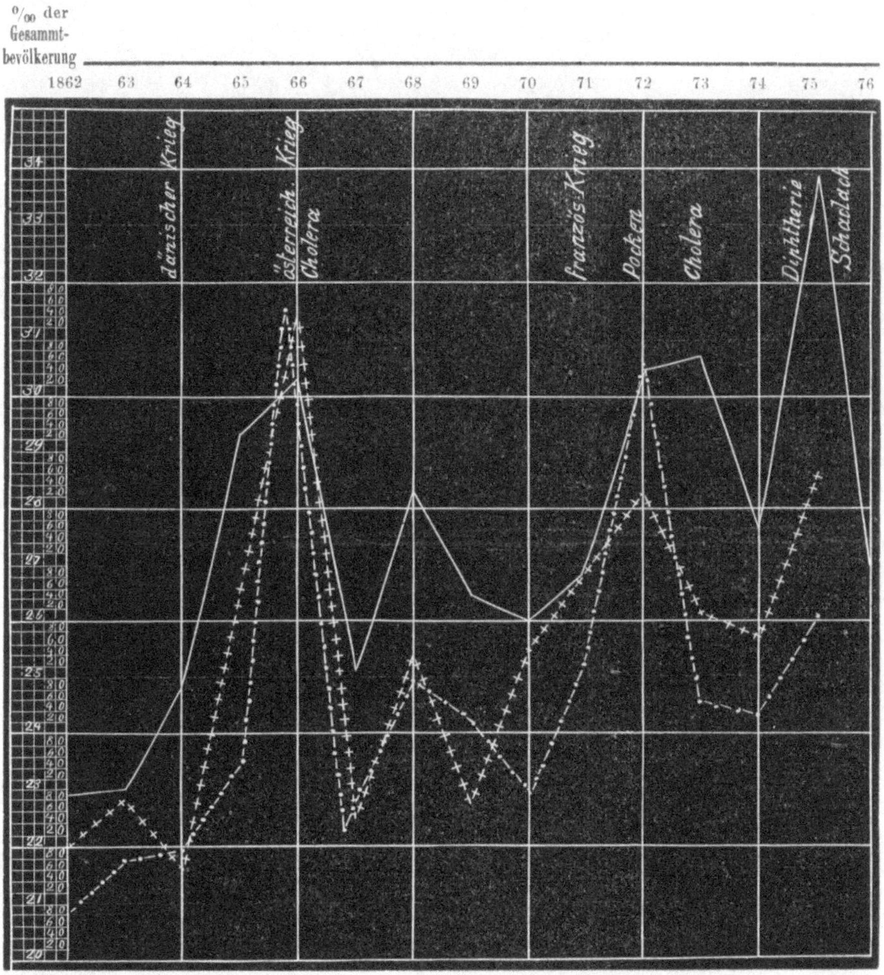

1872 starben im Reg.-Bez. Potsdam 2873 Personen an Variola. *)
1873 „ „ „ „ 706 „ „ Cholera. **)

---

*) Kanzow, Bericht etc. p. 22.
**) Ibidem p. 48.

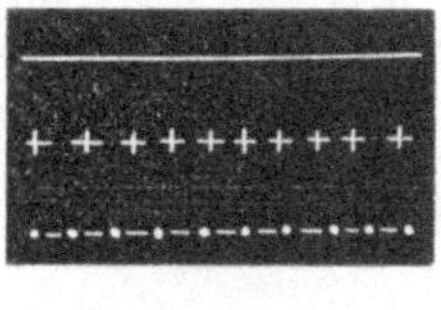

Kreis Oberbarnim.
Reg.-Bez. Potsdam.
Reg.-Bez. Frankfurt.

Tafel D.

Graphische Darstellung der Gesammt-Sterblichkeit in den Kreisen Oberbarnim und Niederbarnim pro 1876 nach den Jahreszeiten.

‰ der Gesammt-Bevölkerung												
	30,0	26,2	27,6	27,1	26,0	28,3	39,8	44,7	29,5	26,03	28,7	30,07
	27,9	24,8	26,8	24,3	25,1	23,5	26,9	36,5	27,8	23,9	24,4	26,3

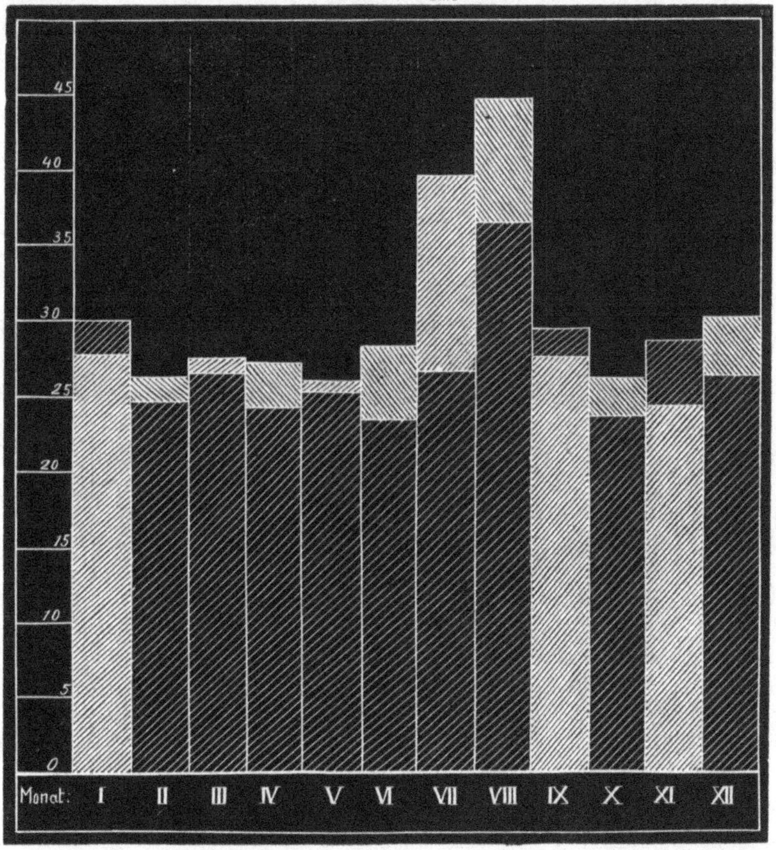

Oberbarnim: dunkel }
Niederbarnim: hell } schraffirt.

Tafel E.

Graphische Darstellung der Gesammt-Sterblichkeit im Kreise Oberbarnim pro 1875 und 1876 nach den Jahreszeiten.

‰ der Gesammt-Bevölkerung												
	30,0	26,2	27,6	27,1	26,0	28,3	39,8	44,7	29,5	26,03	28,7	30,07
	27,9	24,8	26,8	24,3	25,1	23,5	26,9	36,5	27,8	23,9	24,4	26,3

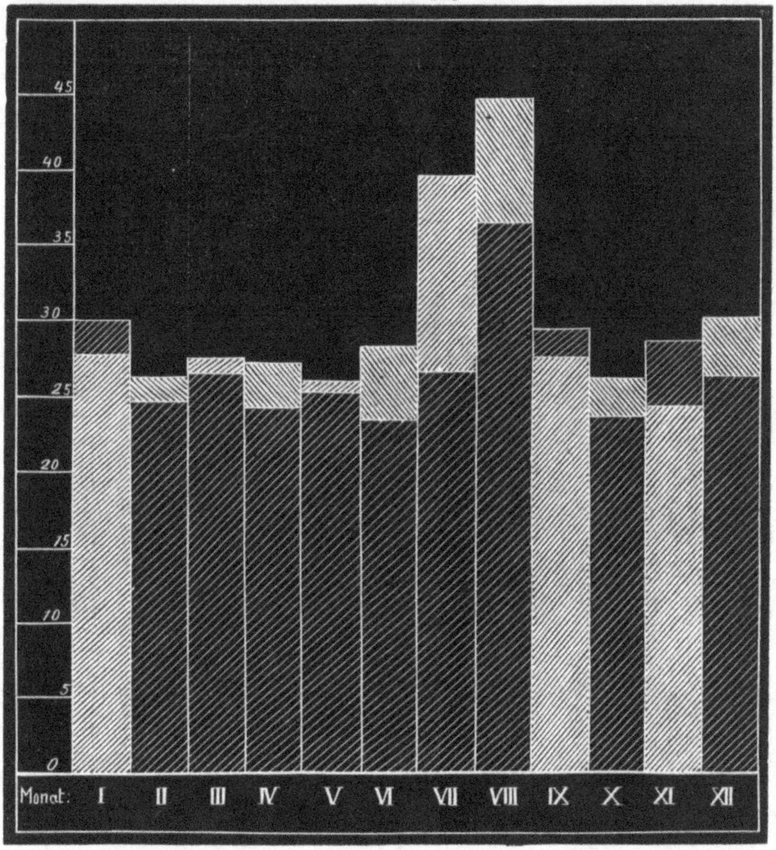

1876: dunkel } schraffirt.
1875: hell }

Tafel F.

Graphische Darstellung der Gesammt-Sterblichkeit des Kreises Oberbarnim pro 1876 nach Altersklassen.

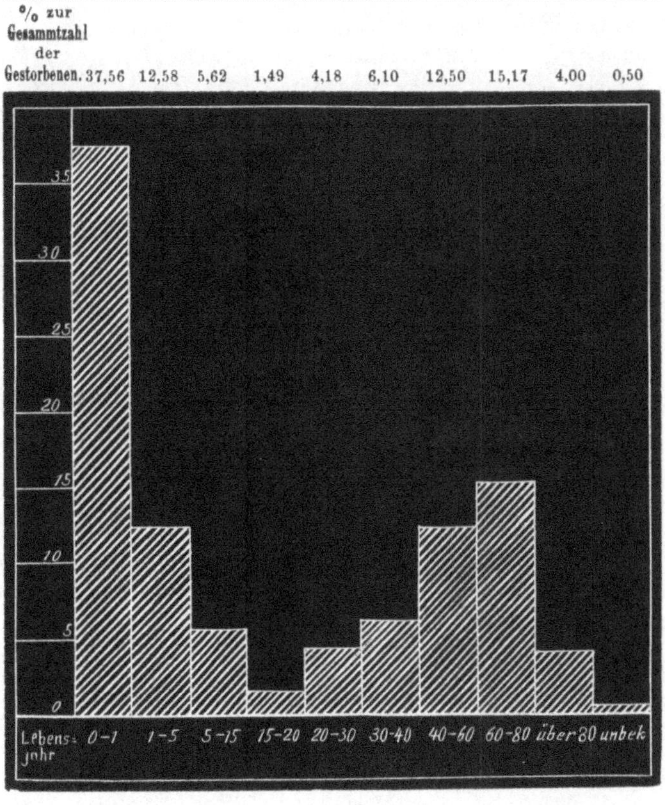

Tafel G.

Graphische Parallel-Darstellung der Gesammt-Sterblichkeit der Kreise Oberbarnim und Niederbarnim pro 1876 nach Altersklassen.

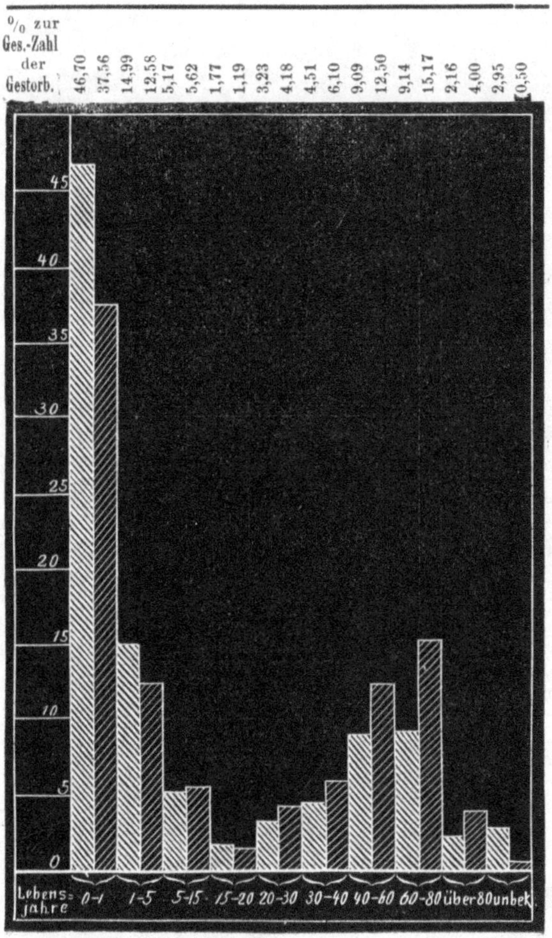

Tafel H.

Vergleichende graphische Darstellung der Gesammt- und Kindersterblichkeit des Kreises Oberbarnim pro 1876 nach den Jahreszeiten.

Absolute Zahl der Gestorbenen.	192 — 94	158 — 70	170 — 85	155 — 66	160 — 89	150 — 78	172 — 109	233 — 168	188 — 121	153 — 97	183 — 96	168 — 88

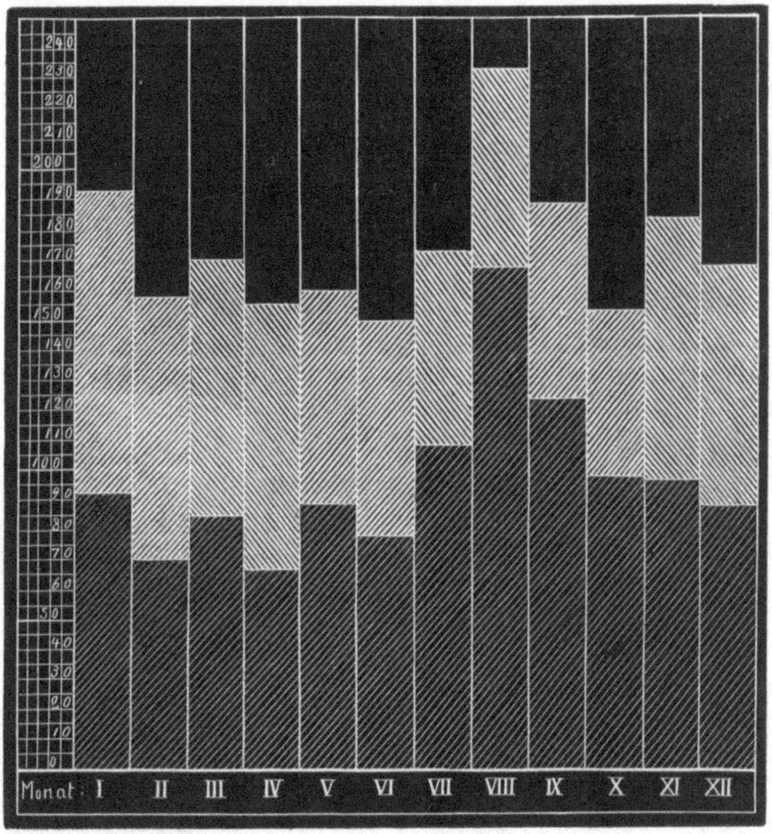

Gesammtsterblichkeit: hell }
Kindersterblichkeit: dunkel } schraffirt.

Tafel J.

Graphische Darstellung der Sterblichkeit an einigen wichtigen Infectionskrankheiten im Kreise Oberbarnim pro 1876 nach den Jahreszeiten.

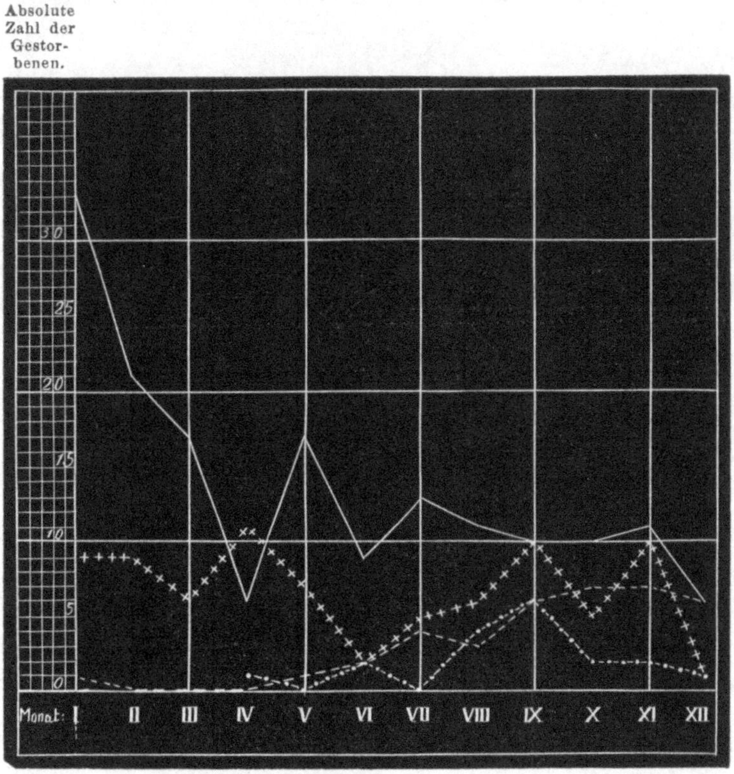

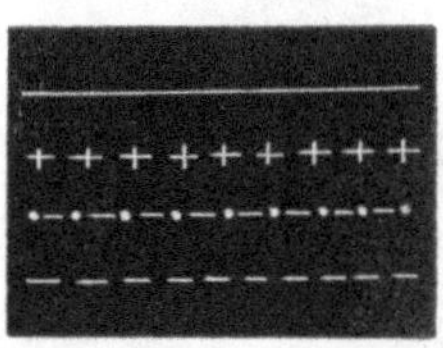

Diphtherie.
Typhus.
Masern.
Scharlach.

Tafel K.

Graphische Darstellung der Sterblichkeit an einigen vorherrschenden Krankheiten im Kreise Oberbarnim pro 1876 nach den Jahreszeiten.

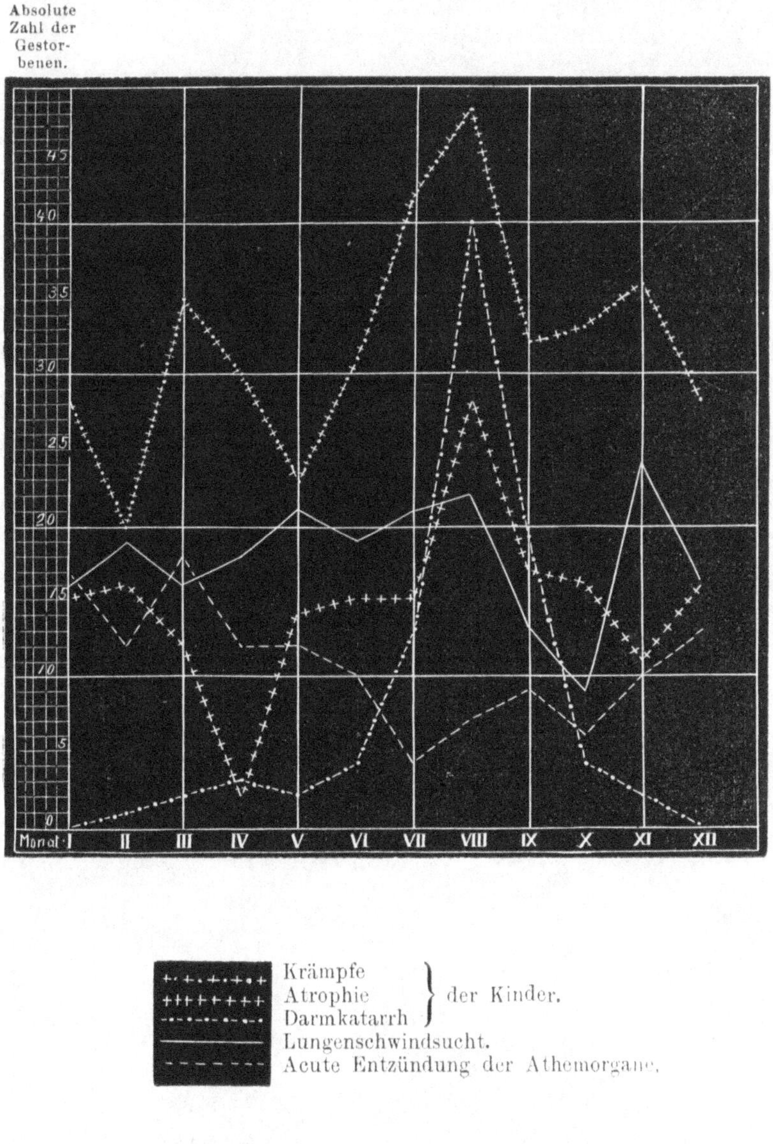

Tafel L.

Vergleichende graphische Darstellung der Gesammt-Sterblichkeit und der Sterblichkeit an den häufigsten Krankheiten der Kinder und Erwachsenen im Kreise Oberbarnim pro 1876 nach den Jahreszeiten.

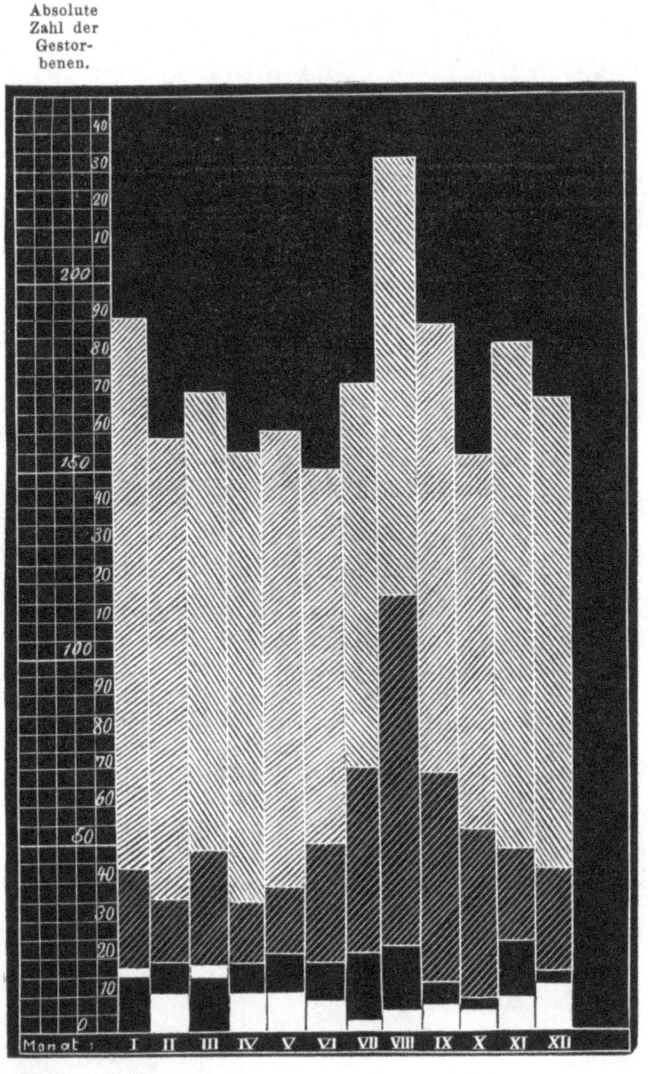

Gesammt-Sterblichkeit.

Kindersterblichkeit (Darmkatarrh, Atrophie und Krämpfe).

Sterblichkeit an acuten Lungenkrankheiten.

Sterblichkeit an Lungenschwindsucht.

FSC
www.fsc.org
MIX
Papier | Fördert gute Waldnutzung
FSC® C083411

Zeitfracht Medien GmbH
Ferdinand-Jühlke-Straße 7
99095 Erfurt, Deutschland
produktsicherheit@kolibri360.de